**꿈의 면역요법**

# 꽃송이버섯
## 베타글루칸1.3

## 꽃송이버섯 베타글루칸1.3

1판 1쇄_ 2014년 2월 25일

지은이_ 나카지마 미쯔오
편　역_ 윤승천
발행인_ 윤예제
발행처_ (주)건강신문사

등록번호_ 제8-00181호
주소_ 서울 은평구 응암동 578-72번지
전화_ 02-305-6077(대표)
팩스_ 02-305-1436

값_ 10,000원
ISBN 978-89-6267-064-6　　03510

* 잘못된 책은 바꾸어 드립니다.
* 이 책에 대한 판권과 모든 저작권은 (주)건강신문사에 있습니다. 허가 없는 무단인용 및 복제, 복사, 인터넷 게재를 금합니다.

암, 당뇨, 고혈압을 고치고 예방한다

## 꿈의 면역요법

# 꽃송이버섯 베타글루칸1.3

저자 나카지마 미쯔오(의학박사, 도쿄의대 교수)
감수 야도마에 토시로(약학박사, 도쿄약대 학장)
편역 윤승천 의료평론가

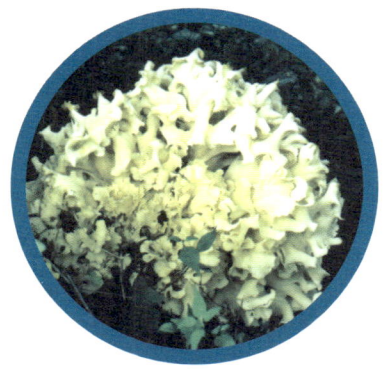

건강신문사
www.kksm.co.kr

추천사 1

# 베타(1,3)글루칸의 항종양작용 확인

인체의 자가면역력을 높여 암을 치료하는 시도는 예전부터 시작되었습니다. 또 버섯의 베타글루칸 성분에 항 종양작용이 있다는 사실은 20세기 중반부터 알려졌었는데 최근 이 베타-글루칸 중에서도 베타(1,3)글루칸이 항 종양작용이 있다는 것이 확인되었습니다.

버섯 중에서도 하나비라다케(꽃송이버섯)에는 베타글루칸이 100g중에 61.9g이라는 압도적인 양을 함유하고 있고 이 베타-글루칸 대부분이 베타(1,3)글루칸으로 존재하고 있어 버섯 중 항 종양작용 연구시료로 선택했습니다.

저희가 마우스를 이용한 항암활성 실험에서 1군에 10마리씩, 13군 합계 130마리의 마우스에 고형 암세포인 사르코마180

을 피하 주사로 이식했습니다. 그후 실험결과 모든 마우스에서 현저한 항암 효과를 나타냈고, 특히 하나비라다케 추출물 100 ㎍ 투여군에서는 100%의 암 축소를 보였습니다.

"면역력을 높여 항암 효과를 얻는다"라는 테마로 하나비라다케 MH-3와 베타(1,3)글루칸의 연구를 저희 연구 그룹은 앞으로도 계속 하겠습니다.

약학박사 야도마에 토시로

(宿前 利郎 : 도쿄약학대학 명예교수)

추천사 2

# 일본 암학회총회서 꽃송이버섯 면역력 증강 효과 발표

최근 암의 증가는 스트레스, 생활습관의 변화, 연령에 따른 몸의 면역력 저하 등이 큰 원인이라고 말할 수 있습니다. 하나비라다케(꽃송이버섯)는 면역력을 증강시키고, 유지하는 효과가 있는 것이 최근의 연구에서 판명되었고 2002년과 2005년, 2007년 일본 암학회 총회에서도 발표되었습니다.

건강증진을 원하시는 분께 적극적으로 권장 해드립니다.

의학박사 요시다 켄시(吉田 憲史)

머리말

# 베타(1,3)글루칸 발견으로
# 고통받는 사람들에게 희망을

저는 최근 버섯이 주목 받기 시작하면서, 식물, 동물의 뒤를 잇는 균류에 대한 재평가의 시대가 도래했다고 말할 수 있습니다. 일본에서는 약 3,000종의 버섯이 확인되었지만, 그 가운데 식용으로 쓸 수 있는 것은 약 300종이며, 시중에는 25종류의 버섯만이 유통되고 있습니다.

일상생활에 있어 표고버섯, 송이버섯, 팽이버섯(팽나무, 버드나무 따위의 줄기에 나는 버섯), 나도팽나무버섯(담자균류에 속하는 버섯) 등이 오랫동안 이용되어 왔습니다.

버섯은 여름부터 가을에 걸쳐 산에서 채취할 수 있는 산이 주는 선물이라고 말할 수 있습니다. 산에 오르는 자만이 볼 수 있고 먹을 수 있는 자연의 보석과도 같은 식물입니다.

"저 버섯을 한번 더 보고 싶다, 또 먹고 싶다"라는 꿈을 가지고 많은 사람들이 버섯 재배에 도전해 왔으며, 이는 '신비의 버섯'에 대한 도전이었던 셈입니다. 그러나 버섯과 같은 식물은 엽록체라는 성분이 없으므로 태양광선을 흡수하여 직접 에너지를 얻어 스스로 영양분을 만들어 생육할 수 없기 때문에 버섯은 다른 식물에 기생하며 영양분을 얻어 생존합니다. 이것이 버섯의 인공재배가 어려운 이유중의 하나일 것입니다.

그렇기 때문에 꽃송이버섯의 인공재배 성공은 획기적인 것이라고 할 수 있습니다. 또, 인공재배의 성공으로 꽃송이버섯의 연구가 한층 진전되어 균사에 항균작용이 있는 것을 알게 되었습니다.

게다가 꽃송이버섯의 성분 내용을 분석한 결과 놀랄 만큼 많은 양의 베타글루칸이 함유되어 있는 것을 알게 되었습니다.

베타글루칸이 최근 항암작용이 있는 것으로 알려졌지만, 이 베타글루칸중에서도 그 조성에 의해 항암 작용이 있는 것과 없는 것으로 나뉘어집니다.

최근의 연구에서 면역력을 높이고 암을 예방하는 성분은 베타(1,3)글루칸이라고 하는 것이 확인 되었습니다.

이 새로운 발견으로 인하여 질병으로 고통 받고 있는 많은 사람들과 보다 건강하게 살고자 하는 많은 분들에게 조금이라도 도움을 줄 수 있기를 바라면서 본서를 출판하고자 합니다.

의학박사 나카지마 미쯔오(中島三夫)

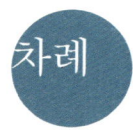

# 차례

추천사  베타(1,3)글루칸의 항종양작용 확인 · 4
　　　　일본 암학회총회서 꽃송이버섯 면역력 증강 효과 발표 · 6
머리말  베타(1,3)글루칸 발견으로 고통받는 사람들에게 희망을 · 7

## 1장 | 암도 고치고 재발, 전이 억제하는 베타글루칸

1. 베타글루칸이란　　　　　　　　　　　　　　　　14
2. 항암 성분인 베타(1,3)글루칸　　　　　　　　　　15
3. 베타글루칸의 역사와 연구　　　　　　　　　　　16
4. 베타(1,3)글루칸의 면역 재생 작용　　　　　　　　19
5. 베타(1,3)글루칸의 정체　　　　　　　　　　　　22

## 2장 | 신비의 꽃송이버섯

1. "대단해"라고 탄성을 지른 교수　　　　　　　　　28
2. 「분석 시험 성적서」의 수치를 보고, 순간 의심　　　30
3. 베타글루칸의 양이 아가리쿠스의 3배　　　　　　33
4. 통산성이 수탁했던 균을 시험용으로 이용　　　　　36
5. TV뉴스에서도 전해진 항암 작용의 연구 성과　　　37

6. 항암작용이 있는 베타글루칸은 베타(1,3)글루칸 뿐! 38

7. 신비의 버섯 "하나비라다케(꽃송이버섯)" 42

## 3장 | 강력한 암억제 항암효과 증명

1. 동물실험에서 100% 암 억제 46

2. 경구투여로 항암효과 증명 48

3. 균상제작법의 특허 취득 51

4. 제 61회 일본 암학회에 연구성과 발표 53

5. 하나비라다케 MH-3와 이소플라본의 병용 임상시험 54

## 4장 | 꽃송이버섯 Q&A

꽃송이버섯 Q&A 64

## 5장 | 논문

Dectin-1 is required for host defense against Pneumocystis carinii but not against Candida albicans

NMR characterization of the structure of a b-(1!3)-D-glucan isolate from cultured fruit bodies of Sparassis crispa

Contribution of dectin-1 and granulocyte macrophage-.colony stimulating factor (GM-CSF) to immunomodulating actions of $\beta$-glucan

# 1장

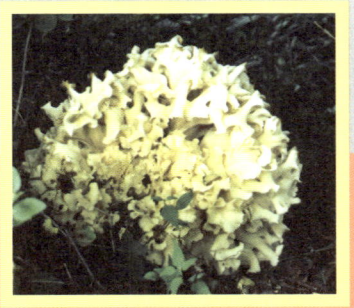

암도 고치고
재발, 전이 억제하는
베타글루칸

## 1. 베타글루칸이란

베타글루칸이라 하면 마치 단일 화합물을 나타내는 듯한 느낌을 주지만 실제로는 상당히 애매한 집단에 대해 임의적으로 부여된 단어이다.

당질 화학이라고 하면 일찍이 전분, 섬유, 제지 등의 특수한 고분자 산업이 천연물 유지화학, 정밀유기화학, 의약품 화학과는 별세계에 속해 있는 것처럼 인식되었다. 때문에 이렇게 애매한 정의가 무심코 허용되고 만 것이다.

베타글루칸은 천연 고분자이기 때문에 분자량으로만 보아도 단일한 것은 존재하지 않는다. 합성품이 가능하다면 좋겠지만 천연모양에 필적할 분자량을 갖춘 것이 생겼다는 이야기는 들어 본적이 없다.

가령 가능했다고 하더라도 좀처럼 천연의 그것과는 같아지기 어려울 것으로 생각된다.

## 2. 항암 성분인 베타(1,3)글루칸

버섯에 항암 작용이 있다는 것은 옛날부터 잘 알려져 온 사실이다. 다만 버섯의 어떤 성분이 항암 작용을 하는가가 규명된 것은 20세기에 들어서였다. 글루칸에 그 비밀이 숨겨져 있었던 것이다.

글루칸이라고 한다면, 아미로스, 글리코겐, 덱스트린, 셀룰로즈 등이 그 대표이다. 글루칸은 크게 나누면 알파($\alpha$)와 베타($\beta$)로 나누어지며, 전분이나 덱스트린 등은 알파글루칸에 해당한다.

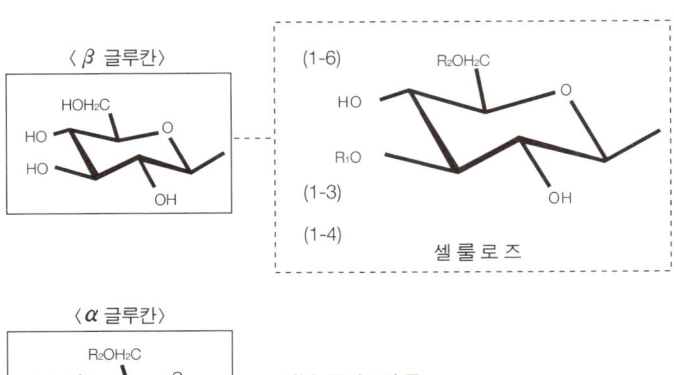

베타글루칸의 종류

한편 베타글루칸에는 베타(1,4), 베타(1,6), 베타(1,3)등 몇 가지 종류가 있다.

베타(1,4)글루칸이라는 것은 셀룰로오스이다. 자연계에 있는 균류에는 항암작용이 그다지 없는 베타(1,6)글루칸도 많다.

항암작용이 있는 것은 베타글루칸중에서 '베타(1,3)글루칸'이라는 것이 최근의 연구로 밝혀지게 되었다.

## 3. 베타글루칸의 역사와 연구

인간의 면역력을 높여서 암을 치료하고자 하는 시도는 이미 오래전부터 행해져 왔다.

버섯에 함유된 베타글루칸 성분이 항암 물질로서 세상에 알려진 것도 20세기 중반 무렵이었다. 당시 많은 연구자들이 설탕에 개미 꼬이듯이 베타글루칸에 매혹되어 연구에 몰두하고 있었다. 그리고 1975년에 그것이 집대성되어 암의 치료약이 만들어졌는데, 바로 구름버섯의 '클레스틴(PSK)', 표고버섯의 '렌티난(LNT)', 치마버섯의 '소니필란(SPG)'이었다.

이것들은 암에 대한 면역요법제로 병원에서 실용화되어 암

치료 약으로 사용되게 되었다.

동물 실험을 통해 베타글루칸이 대식세포, T세포, 자연살해세포(Natural Killer) 등에 대해 면역 증강 작용을 한다는 사실이 밝혀졌다. 그러나 당시에는 아폴로 우주선이 달표면에 착륙한지 10년도 더 지났지만, 과학의 진보와는 상관없이 베타글루칸에 대한 상세한 연구(모양, 구조, 작용)는 늦어지고 있었다.

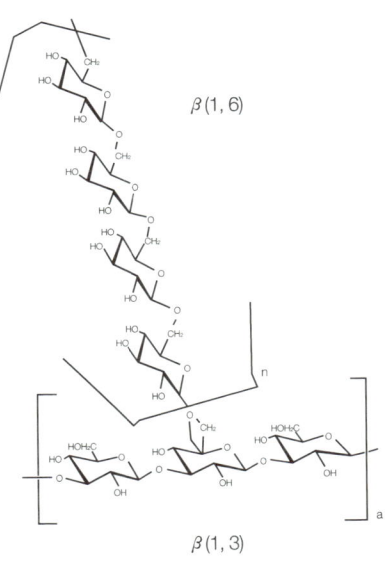

효모상 진균의 세포벽 베타글루칸의 기본구조

더욱이 그 무렵 베타글루칸의 항암 작용에는 3중 나선 구조가 필요하다는 설이 나오면서 격렬했던 베타글루칸의 연구 전쟁은 끝을 향해 치닫게 되었다.

그와 아울러 베타글루칸이 주사에서는 항암력이 발현되지만 경구(내복약)투여에서는 그 효과가 없다는 이야기도 나와서 베타글루칸의 암 면역 요법에 대한 연구는 점점 인기를 잃

### 베타(1,3)글루칸을 함유하고 있는 버섯

(1970년~1999년 연구발표)

| | |
|---|---|
| Lentinus edodes | 표고버섯 ★(렌티난) |
| Pleurotus ostreatus | 느타리버섯 |
| Pholiota nameko | 나도팽나무버섯 |
| Flammulina velutipes | 팽나무버섯 |
| Tricholoma matsutake | 송이버섯 |
| Lyophyllum shimeji | 땅찌만가닥버섯 |
| Schizophyllum commune | 치마버섯 ★(소니필란) |
| Crepidotus variabilis | 다색귀버섯 |
| Lyophyllum ulmarium | 만가닥버섯 |
| Grifola umbellate | 저령버섯 |
| G. frondosa | 잎새버섯 |
| Coriolus versicolor | 구름버섯 ★(클레스틴) |
| Fomes fomentarius | 말굽버섯 |
| Volvavlella volvacea | 풀버섯 |
| Auricularia auricula-judae | 목이버섯 |
| Ganoderma lucidum | 영지버섯 |
| G. applanatum | 잔나비걸상버섯 |
| Fomitopsis pinicola | 소나무잔나비버섯 |
| Dictyophora indusiata | 망태버섯 |
| Sparassis crispa | 꽃송이버섯 |

\* ★표시는 의약품으로 허가 난 것임.

어갔다.

  한편 각 제약 회사들이 새로운 강력한 항생물질 개발에 열을 올려 신약 개발 전쟁이 시작된 것도 이 무렵이었다. 또한 검사 기계나 수술 기구의 진보와 맞물려 「암은 잘라내는 것」이라는 인식이 확대 되어 외과 수술이 빈번히 행해진 시기였다.

  버섯의 추출 성분에 대해서는 많은 연구가 이루어졌지만, 각 성분에 대해서는 상세한 연구가 충분하게 이루어지지 않았고, 생산자가 버섯 붐에 편승해서 성분이나 질을 고려하지 않고 대량으로 버섯을 생산함으로써 연구자들의 정열을 꺾기도 했다.

  정말로 모든 것이 밝혀진 것일까? 절대로 그렇지 않다. "좀 더 알고 싶다. 보다 자세하게 알고 싶다"라고 하는 것이 연구자의 기본 자세인 것이다.


## 4. 베타(1,3)글루칸의 면역 재생 작용

  도쿄 약과 대학 약학부 제 1미생물학 교실이 발족할 당시는 잎새버섯의 재배가 가능해졌다고 떠들썩하던 시절로 바이오 관련 분야에 진출을 꾀하는 기업도 많이 늘어났다.

세균, 진균, 식물에 함유되어 있는 많은 성분의 면역 조절 작용에 관한 연구가 시작된 시기이기도 했다.

미야자키 토시오 교수 시대부터 진균 다당에 대한 연구를 하고 있었기 때문에 연구상의 기초 기술은 마련되어 있었다. 그래서 잎새버섯을 제재로 한 종양 면역 연구에 연구실의 총력을 기울일 생각이었다. 잎새버섯의 베타글루칸 연구는 오늘날까지 계속되고 있다.

성과는 그리포란(잎새버섯, Grifolan : GRN)이라는 명칭으로 지금까지 학술 잡지 등에 많이 보고되어 왔다. 몇 년 늦게 균핵균으로부터 베타글루칸을 분리하여 이쪽에서는 SSG(균핵균)라고 하는 명칭으로 보고 되어왔다.

그리포란(잎새버섯, Grifolan : GRN)도 SSG(균핵균)도 주사슬이 베타(1,3)결합이며, 베타(1,6)분기를 하고 있다. 분지의 정도(분지도)는 그리포란(잎새버섯, Grifolan : GRN)에서는 주사슬 3잔기당 하나이며, SSG(균핵균)은 주사슬 2잔기당 하나로 각각 차이를 보인다. 분자량은 양쪽 모두 100만 전후이지만, 크기에서는 상당한 차이를 보이고 있다.

그 외에 뇌환, 주발버섯, 영지 등의 베타글루칸에 대해서도 계속 다루어 왔지만, 이들에 대해서는 아직 연구가 진행중이다.

현재 주목을 받고 있는 아가리쿠스(Agricus blazei)는 브라질산의 노지 재배물로서 베타(1,3)을 주결합으로 하는 다당은 거의 검출할 수 없었다.

꽃송이버섯은 1998년 가을부터 추출물을 조제해서 분석해 왔는데, 추출 방법은 종래부터 실시하고 있는 방법을 택했다. 꽃송이버섯의 열수 추출물, 냉알칼리 추출물 및 열알칼리 추출물을 순차적으로 작성했다. 이들을 분석해 보았더니 그리포란(잎새버섯, Grifolan : GRN)이나 SSG(균핵균)와 유사한 6분기 베타(1,3)글루칸이라는 것이 판명되었다.

이 연구에서 특히 흥미를 끄는 것은 꽃송이버섯은 열수 추출에서도 상당한 함량의 베타(1,3)글루칸이 추출되었다는 점이다. 다른 성분은 함량이 매우 적고, 추출물 그 자체가 베타(1,3)글루칸이었던 셈이다. 이것은 다른 버섯에는 없는 커다란 특징이라고 말할 수 있다.

이 성과의 일부는 1999년 3월에 도쿠시마에서 열린 일본 약학회에서 보고되어 화제를 일으켰다. 또한 그 내용이 TV와 신문에 보도 되었다.

## 5. 베타(1,3)글루칸의 정체

### 항암 작용은 베타(1,3) 결합과 밀접한 관련

베타글루칸에는 몇가지 종류가 있는데, 항암 작용을 하는 것으로 알려진 것은 베타(1,3)글루칸이다. 여기서는 베타(1,3)으로 축약해서 설명하기로 한다.

### 베타(1,3)의 입체구조

베타(1,3)은 그 형태의 입체 구조에 따라 작용이 크게 달라진다는 것이 밝혀졌다. 베타(1,3)의 입체 구조는 다음 네가지로 분류할 수 있다.

1. 졸형(랜덤코일)
2. 1중 나선형
3. 3중 나선형
4. 불용성

20년 전에는 3중 나선형만 항암 작용을 하는 것으로 알았지만, 많은 실험 결과, 1중 나선형이나 졸형 구조에도 활성이 있다는 것이 밝혀져 반드시 3중 나선형이 필요한 것은 아니라는 것도 밝혀졌다.

베타(1,3)글루칸의 3중 나선구조

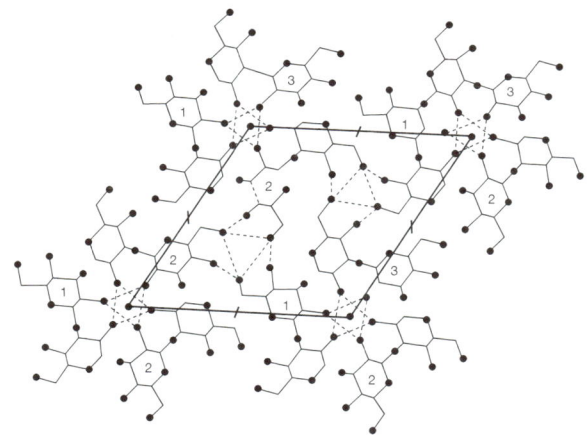

점선은 수소결합을, 숫자는 각당류를 나타낸다.
⟨Macromol, 13, 1466(1980)⟩

## 베타(1,3)의 생체내 분포

베타(1,3)글루칸은 주사투여(복강, 정맥) 할 경우 혈액을 통해 직접 장기(간, 병소)에 보내지기 때문에 유효하지만 경구투여의 경우는 흡수되지 않고 배출된다는 가설이 있었다. 이것은 베타(1,3)글루칸 뿐만의 문제가 아닌 많은 항암작용이 있는 식품과 추출물질에 대해서도 말하는 것이다.

동물(사람도 포함)의 장관이 흡수할 수 있는 분자의 크기에는 한계가 있어 흡수되지 않는 물질이 많기 때문이다.

베타(1,3)의 특징

인간의 소화관에는 베타(1,3)을 소화, 흡수하는 효소가 없기 때문에 경구 투여하면 소장에서 흡수되지 않고 배설되는 것은 아닐까 하는 견해가 있었다. 그 이유는 베타(1,3)의 크기가 소장에서 흡수하는 구멍의 크기보다 크기 때문이다.

당구를 예로 들어 생각해보면, 당구공이 구멍보다 크다면 절대로 구멍에 들어가지 않는다. 구멍보다 작기때문에 들어가는 것이다.

그러나 도쿄 약과대학 연구진은 백혈구의 표면에 존재하는 덱틴-1(Dectin-1)이라 불리는 단백질이 면역계에 영향을 준다는 사실을 새롭게 발견했다.

인공적으로 덱틴-1의 유전자를 손상시킨 동물실험에서는 폐렴 등의 증상이 악화되고, 면역력이 저하된 상태에서는 덱틴-1을 만들 수 없어, 면역력 감소와 증상이 상호 연관되어 사망률이 높은 것으로 나타났다. 결국 덱틴-1이 손상되면 사이토카인(Cytokine)이 생성되지 않는다는 사실을 확인한 것이다.

연구팀은 이런 사실을 토대로 ㈜미나헬스에서 연구개발된 하나비라다케(꽃송이버섯)에서 추출한 베타(1,3)글루칸을 덱틴-1이 손상된 대조군(세포)에 투여한 결과 베타(1,3)글루칸에 의해서만 면역력이 증가하는 것을 확인했다.

이 결과는 꽃송이버섯에서 추출한 베타(1,3)글루칸의 면역증강 메커니즘 효과를 의과학적으로 증명한 최초의 결과다. 관련 내용은 네이쳐지 2007년 1월호에 표지논문으로 게재되어 국제적으로도 공인받았다.

# 2장

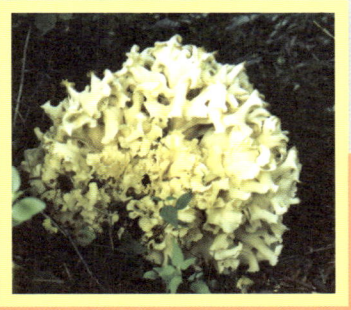

신비의 꽃송이버섯

## 1. "대단해"라고 탄성을 지른 교수

꽃송이버섯의 인공재배시험이 시작되어 우리들은(야도마에 교수를 중심으로 한 연구 스탭) 매일매일 연구실에서 관찰하면서 하루를 보내는 나날들이었다.

제2차 재배시험이 한창으로 꽃송이버섯의 균사를 배양하여 3주정도 지났을 무렵 꽃송이버섯 배양 병속에 잡균(대부분이 대장균과 길초균枯草菌이었다.)이 혼입되어 번식을 시작하고 있는 것을 알게되었다.

"앗, 다시한번 균사 배양부터 시작하지 않으면 안되겠군"이라고 한순간 재가 되어버린 느낌이었지만 "그렇지 어떤 과정을 거쳐 잡균이 꽃송이버섯의 균사를 공격하는지 관찰해보자"라는 생각으로 그대로 놓아두었다. 그리고 관찰하면서 놀란 것은 이들 잡균은 꽃송이버섯의 균사 부분에는 번식하지 않은 것이었다.

이 현상은 흡사 페니실린과 스트랩토마이신과 클로로마이신 같은 항생제 등이 박테리아에 대한 움직임과 같은 상황이다.

"대단해"

나는 나도 모르게 탄성을 내질렀다. 이러한 일이 있을 수 있을까 나는 눈을 의심하였다. 연구자의 입장을 잊고 그 자리에서 날 듯한 기분을 억누르는 것이 힘들 정도로 나는 매우 감격하였다.

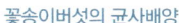

꽃송이버섯의 균사배양

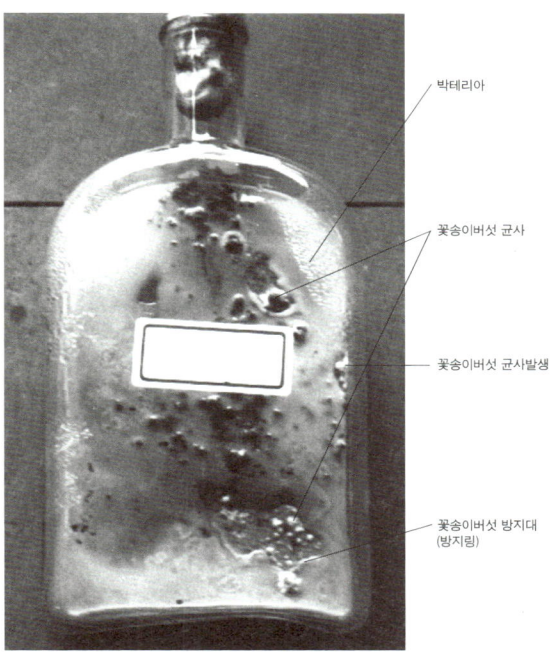

꽃송이버섯의 균사에는 잡균을 접근하지 못하게 하는 강한 항균작용이 있었던 것이다.

지금까지 버섯에 관해서 이러한 보고는 거의 없었다. 꽃송이버섯은 선천적으로 자신의 몸을 보호하는 힘을 가지고 있다는 것이다. 균사가 배양되고 있는 병안을 보면서 꽃송이버섯의 매력에 점점 빠져 들어갔다. 하지만 이것은 시작에 불과한 것으로 그 후의 연구결과에서도 꽃송이버섯은 우리들 연구 스탭을 모두 놀라게 하였다. 어찌되었든 개량을 거듭하여 인공재배로 간신히 꽃송이버섯을 만들어 낸 것은 1998년 봄이었다.

## 2.「분석 시험 성적서」의 수치를 보고, 순간 의심

꽃송이버섯에 항균성이 있다는 것을 알게 된 후 꽃송이버섯에는 어떠한 영양성분이 함유되어 있는지를 알고 싶었다.

버섯이라해도 그 성분은 버섯의 종류에 따라 다양하다. 수분, 단백질, 탄수화물을 시작으로 지방, 비타민, 미네랄, 섬유질 등이 함유되어 있으며 각각의 성분비도 다르다.

신문과 TV, 또는 잡지 등에서 화제가 되고 있는 버섯은 주로 항종양 작용이 있는 베타글루칸이 많다고 말하고 있지만, 꽃송이버섯은 베타글루칸이 있는지 어떤지, 생각같아서는 조금 들어있으면 좋지 않을까라는 가벼운 기분으로 인공재배의 성공을 기념하여 성분 분석을 해보았다.

하지만, 이 당시는 불과 2,000g의 꽃송이버섯만 생산할 수 있었기 때문에 검사하는 것이 주저되었다. 1998년 3월 17일 재단법인 일본식품분석센터에 인공재배한 꽃송이버섯을 가지고 가서 측정을 의뢰하였다.

4월에 들어선지 얼마 안되어 일본식품분석센터에서 검사결과가 나왔다. 그것이 꽃송이버섯의 놀라움 2탄이었다.

분석자료를 열자 위에서부터 단백질, 탄수화물, 지방 등의 항목이 있고, 옆으로 수치가 줄지어 있었다. 눈으로 하나하나 쫓아가면서 제일 앞의 베타글루칸의 함유량 항목에서 눈이 멈추었다.

"4, 3, 6 어, 43.6g! 이것은 무엇인가 잘못된건가?"라고 한순간 의심하였다. 하지만, 틀림없이「분석 시험 성적서」에는 베타글루칸의 함유량이 100g중 43.6g이라고 기록되어 있었다.

최근, 연구배양 기술이 발달함에 따라 2008년 4월 일본식품분석센터에 의뢰한 분석결과(제 108033063-001호)에 의하면 100g중 61.9g의 베타글루칸 함량이 확인되었다.

꽃송이버섯의 분석 시험 성적서

# 分析試験成績書

第108033063-001号
2008年(平成20年)04月03日

依 頼 者　株式会社　ミナヘルス

検 体 名　ミナヘルス　花びらたけMH'3

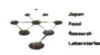
日本食品分析センター

東京本部　〒151-0062　東京都渋谷区代々木町52番1号
大阪支所　〒564-0051　大阪府吹田市岡町3番1号
名古屋支所　〒460-0011　名古屋市中区大井4丁目5番13号
九州支所　〒812-0045　福岡市博多区吉塚6丁目12号
多摩研究所　〒206-0025　東京都多摩市永山6丁目11番10号
千歳研究所　〒066-0052　北海道千歳市文京2丁目3番
彩都研究所　〒567-0085　大阪府茨木市彩都あさぎ7丁目4番41号

2008年(平成20年)03月18日当センターに提出された上記検体について分析試験した結果は次のとおりです。

分析試験結果

| 分 析 試 験 項 目 | 結　果 | 検出限界 | 注 | 方　法 |
|---|---|---|---|---|
| 水分 | 4.9g/100g | | | 常圧加熱乾燥法 |
| たんぱく質 | 3.1g/100g | | 1 | ケルダール法 |
| 脂質 | 1.4g/100g | | | 酸分解法 |
| 灰分 | 1.1g/100g | | | 直接灰化法 |
| 炭水化物 | 89.5g/100g | | 2 | |
| エネルギー | 192kcal/100g | | 3 | |
| ナトリウム | 3.1 mg/100g | | | 原子吸光光度法 |
| β-グルカン | 61.9g/100g | | | 酵素法 |
| ヒ素(As$_2$O$_3$として) | 検出せず | 0.1 ppm | | 原子吸光光度法 |
| 重金属(Pbとして) | 3.0 ppm | | | 硫化ナトリウム比色法 |
| BHC | 検出せず | 0.01 ppm | | ガスクロマトグラフ法 |
| DDT | 検出せず | 0.01 ppm | | ガスクロマトグラフ法 |
| アルドリン及びディルドリン | 検出せず | 0.005 ppm | | ガスクロマトグラフ法 |
| エンドリン | 検出せず | 0.005 ppm | | ガスクロマトグラフ法 |
| 一般細菌数(生菌数) | 5.2×10$^2$ /g | | | 抗真菌剤添加標準寒天平板培養法 |
| 大腸菌群 | 陰性/2.22g | | | BGLB法 |

注1. 窒素・たんぱく質換算係数:6.25
注2. 計算式:100-(水分+たんぱく質+脂質+灰分)
注3. 栄養表示基準(平成15年厚生労働省告示第176号)によるエネルギー換算係数(たんぱく質, 4;脂質, 9;炭水化物, 4)を用いて算出した値に0.5を乗じた。

以　上

本成績書を他に掲載するときは当センターの承認を受けて下さい。

日本食品分析センター

## 3. 베타글루칸의 양이 아가리쿠스의 3배

이 수치는, 도저히 믿을 수 없는 것이었다. 이것은 반드시 무언가 잘못된 것일지도 모른다는 생각으로 급히 일본식품분석센터에 전화를 하였다.

"베타글루칸의 함유량이 43.6g이라고 되어있는데, 측정에 실수가 있었던 것은 아닙니까? 무언가 잘못되었다고 생각합니다. 다시 한 번 측정해 주십시오."

나는 반신반의한 채로 수화기를 움켜잡고 상대방의 소리에 귀 기울였다.

"예, 이쪽도 측정에는 신중을 기했습니다. 표준 효소법을 이용하여 몇번이나 측정을 다시 했기 때문에 이 수치가 틀림없다고 생각합니다. 검체는 보존하고 있기 때문에 재시험을 해도 같은 수치가 나올 것이라고 생각합니다."

수화기를 내려놓고도 여전히 믿을 수가 없었다. 처음에는 '베타글루칸이 조금이라도 함유되어 있으면 좋겠다'라고 밖에 생각하지 않았던 것이 아가리쿠스에 함유되어 있는 양의 3배 이상이나 함유되어 있었기 때문에 놀라지 않을 수 없었다. 그 보고는 무려 꽃송이버섯의 절반이 베타글루칸이라는 것이다. 베타글루칸이 많다고 알려져 있는 브라질산 아가리쿠스는 100g중 11.6g이다. 약 3배 이상의 베타글루칸이 꽃송이버섯에 함유되어 있다는 것이었기 때문에 놀라웠다. 그야말로 환상의 버섯은 실재한 것이다. 덧붙여 다른 버섯의 함유량을 보면 암 억제효과가 있다고 하는 잎새버섯에는 15~20g, 영지에는 8~15g, 전복느타리버섯에는 7~12g이라고 하는 보고가 있다. 지금부터는 베타글루칸 연구를 하고 있는 야도마에교수(도쿄 약과대학 약학부)로부터의 보고를 그대로 재현하는 듯한 형태로 전하고자 한다.

건조 100g당 성분분석표

| 분석시험항목 | 꽃송이버섯 | 아가리쿠스 | 송이버섯 |
|---|---|---|---|
| 수분 | 4.9g | 5.4g | 5.9g |
| 단백질 | 3.1g | 31.4g | 34.7g |
| 지방 | 1.4g | 3.0g | 3.4g |
| **베타 글루칸** | **61.9g** | **11.6g** | **18.1g** |

일본시험분석센터 조사 자료

## 수탁증

書式 7

# 受　託　証

通知番号 ： 11 生寄文 第 251 号

通知年月日： 平成 11 年 2 月 17 日

中島 三博　　　　　　　殿

　　　　　　　　　　　　　工業技術院生命工学工業技術研究所長

　　　　　　　　　　　　　　　　　大箸　信一

---

**1. 微生物の表示**

| （寄託者が付した識別のための表示） | （受託番号） |
|---|---|
| ハナビラタケ（菌）MH-3 | FERM P- 17221 |

**2. 科学的性質及び分類学上の位置**

1件の微生物には、次の事項を記載した文書が添付されていた。

■　科学的性質

■　分類学上の位置

**3. 受領及び受託**

当所は、平成 11 年 2 月 17 日に受領した1件の微生物を受託する。

## 4. 통산성이 수탁했던 균을 시험용으로 이용

꽃송이버섯의 항암작용에 관한 실험은 지금까지와는 달리 치밀하고 용의주도하게 진행하였다. 꽃송이버섯은 신비의 버섯이라고 부르듯이 간단하고 쉽게 천연의 꽃송이버섯을 입수할 수 없었다. 따라서 항암시험을 시작하기에 앞서 먼저 꽃송이버섯의 균을 모으는 것부터 시작하였다.

1999년 2월 17일에 ㈜미나헬스에서 배양된 「하나비라다케 MH-3」를 츠쿠바시에 있는 통산성 공업기술원 생명공학공업기술연구소에 반입하였다. 수탁번호는 FERMP-17221 로서 등록되었다. 항암 시험에 사용된 균은, 모두 이 균으로부터 생산된 꽃송이버섯을 사용하여 실시하였다. 우리들 연구그룹은 지금까지 수년간에 걸쳐 각종 버섯으로부터 베타(1,3)을 추출하여왔기 때문에 이번에도 이미 축적된 시험방법으로 추출하였다.

이 시험은 어디까지나 인간에 대한 항암작용을 시험하는 것이 목적이었기 때문에 버섯의 일상적인 이용방법인 물과 함께 끓이는 방법(열추출)으로도 시험을 시도해보았다.

추출방법에 따른 꽃송이버섯의 베타글루칸 양

| 추 출 방 법 | 베타글루칸 양 | 당 | 단 백 질 |
|---|---|---|---|
| 열수추출 1배 | 461mg | 64% | 2.5% |
| 열수추출 4배 | 415mg | 34% | 2.0% |
| 냉 알칼리추출 1 | 4,970mg | 80% | 3.9% |
| 냉 알칼리추출 2 | 2,100mg | 71% | 9.8% |
| 열 알칼리추출 | 1,000mg | 83% | 3.2% |

(건조물 25g)

## 5. TV뉴스에서도 전해진 항암 작용의 연구 성과

TV 뉴스로 꽃송이버섯의 항암작용 연구성과가 보도되었을 때, 야도마에교수의 "놀랐다! 이런 버섯은 본적이 없다!" 라고, 코멘트한 말이 인상적이었다. 이것은 NHK 전국뉴스에서도 방영이 되어 화제가 되었다.

꽃송이버섯을 물에 넣고 끓이는 것만으로도 461㎎/25g인 대량의 베타(1,3)글루칸이 추출된 것이다. 게다가 각종 방법으로 추출해봐도 완벽하게 대량의 베타(1,3)글루칸을 추출할 수 있었다. 확실히 꽃송이버섯은 베타(1,3) 덩어리인 것이다. 연구자의 느낌으로 당장 쥐에게 꽃송이버섯의 베타(1,3)글루칸을 투여하자 「쥐의 귀가 붉어졌다」고 한다.

　순록의 코가 붉다고 하는 것은 노래로도 알려져 있지만, 쥐의 귀가 붉어지는 것은 분명하게 항암 작용을 나타내는 반응이다. 이것은 사람의 치료에 이용되고 있는 항암제 렌티난의 항암시험으로 알게 된 경뇌막하혈증(VDH)반응이라고 하는 것이다.

　쥐에 주사하여, 귀 혈관에서 출혈이 일어나 이 반응이 나오면 항암작용을 나타내는 하나의 지표라고 하여 쥐의 암이 치료되었다고 알려져 왔다. 이러한 반응이 나왔기 때문에 꽃송이버섯은 항암작용이 있는 버섯으로서 충분한 가치가 있는 버섯인 것을 보다 확신하게 되었다.

## 6. 항암작용이 있는 베타글루칸은 베타(1,3)글루칸 뿐!

　암세포의 증식과 전이를 억제하기 위해 화학요법을 이용하면 아무래도 부작용과 후유증으로 고통받게 된다.

　그렇기 때문에 제일 안전하고 확실한 방법으로 본래 사람이

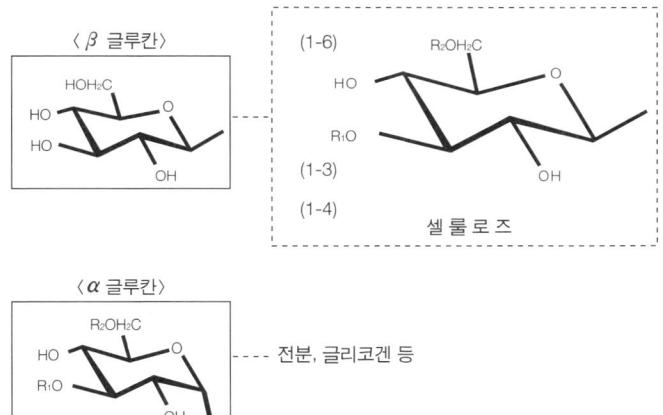

글루칸의 종류

지니고 있는 면역력을 높이는 것이 암치료에 필요하다. 그렇다면 자기 면역력을 높이려면 어떻게 하는 것이 좋을까? 하는 연구가 여러 가지로 진행되고 있지만, 그중에 가장 주목받고 있는 것 중의 하나는 면역부활제로서의 베타글루칸을 들 수 있다.

「버섯이 암에 좋다」는 것은 지금까지 여러 가지로 연구되었다. 표고버섯, 영지, 복령, 잔나비버섯, 아가리쿠스 등 이들 버섯이 암의 특효약인 듯 알려져왔다.

버섯이 관심을 끄는 이유는 이들 버섯에는 면역력을 높여주는 다당체의 일종인 「베타글루칸」이 함유되어 있기 때문이다.

그리고 이 베타글루칸에는 항암효과가 있다는 것이 알려져왔기 때문이다.

　다당체라고하는 것은 단당류가 다당결합한 고분자량의 탄수화물로 글루칸에는 아밀로스, 글리코겐, 셀룰로즈 등이 그 대표적인 예이다. 또 글루칸은 크게 나누면 알파글루칸과 베타글루칸으로 나눌 수 있는데 버섯에는 알파와 베타 양쪽을 함유하고 있는 것이 있어 버섯이라고 모두 베타글루칸이라고 할 수는 없다.

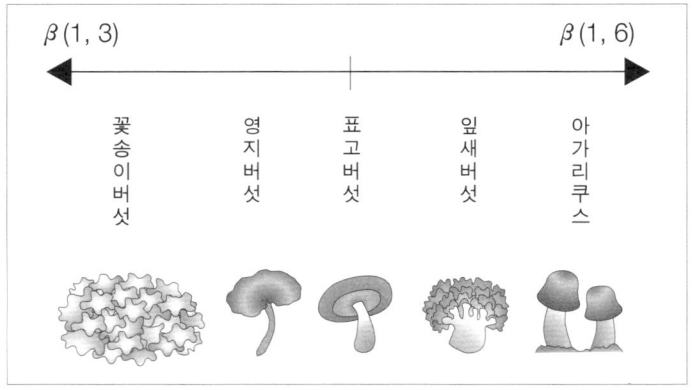

버섯에 따른 베타글루칸

β(1, 3) ← 꽃송이버섯　영지버섯　표고버섯　잎새버섯　아가리쿠스 → β(1, 6)

　또 베타글루칸이라고 해도 그 조성에 따라 높은 항암작용이 있는 것이 있는 반면 그렇지 않은 것도 있다.

베타글루칸의 종류에는 베타(1,4), 베타(1,6), 베타(1,3) 등의 종류가 있다. 베타(1,4)글루칸이라고 한다면 셀룰로오즈이고, 자연계에 있는 균류중에는 항암작용이 그다지 없는 베타(1,6)글루칸도 있다.

베타글루칸이 항종양작용(항암작용)이 있는 다당체로서 화제가 된 것은 이미 반세기정도 전부터의 일로 그 후 많은 연구자에 의해 다방면으로 연구가 진행되어 왔다.

그 집대성으로서는 클레스틴, 렌티난, 소니필란 등의 의약품으로서 1975년 이후에 결실을 맺었지만, 연구자들 사이에서는 「암에 더 큰 효과가 있는 베타글루칸을 다량 함유하고 있는 버섯을 찾을 수 있다」가 조용히 입소문으로만 알려져 왔었다.

버섯 종류는 일본에서 확인된 버섯만도 약 3,000종이며 전세계에 매우 많은 종류가 있다. 그 중에서 시장에 나와 있는 것은 겨우 25종류에 지나지 않는다.

이는 세계의 버섯 종류로 본다면 정말 일부에 지나지 않기 때문에 베타글루칸을 보다 많이 대량으로 함유한 버섯이 어딘가에 있을 것이라고 생각되어 왔다. 그래서 마침내 베타글루칸을 대량으로 함유한 버섯이 발견된 것이다. 그것이 환상의 버섯이라고 불리는「꽃송이버섯」으로, 소위 아는 사람은 아는 확실한 최고의 버섯이었다.

이 꽃송이버섯에 베타(1,3)글루칸이 다량으로 함유되어 있다는 것을 알게 되었고, 항암작용이 있는 글루칸은 베타(1,3)글루칸뿐이라는 것도 최근의 연구에서 밝혀지게 되었다.


## 7. 신비의 버섯
 "하나비라다케(꽃송이버섯)"

항종양효과(항암작용)의 최대의 열쇠를 쥐고 있는 성분은 베타글루칸이다. 베타글루칸을 브라질산 아가리쿠스의 약 3배 이상이나 함유하고 있는 꽃송이버섯이야 말로 우리가 기다리던 버섯이라고 할 수 있다. 꽃송이버섯은 등산을 즐기는 사람들 사이에서는 "신비의 버섯"이라고 불리고 있고, 산속에서도 좀처럼 만날 수 없는 버섯으로 유명하다.

꽃송이버섯은 꽃송이버섯과의 버섯으로 자실체는 산호모양이나 모란채 모양을 하고 있으며 세계에 1과 1속 2종, 일본에는 1종만이 알려져 있다. 영어명은 '커리플라워 머시룸'이다.

일본에서 보이는 꽃송이버섯(Sparassis crispa)은 여름에서 가을에 걸쳐 아고산대에서 자생하고 있으며, 주로 홋카이도에서부터 관동지방에 걸쳐 분포하고 있다. 솔송나무, 전나무, 소나무 등 침엽수의 그루터기나 시든 수목 등의 뿌리에 자주 보이지만, 드물게는 너도밤나무, 메밀잣나무 같은 활엽수에서도 보인다. 꽃송이버섯의 색은 전체적으로 담황색이나 흰색이고 두께는 1㎜ 정도로 평평하며 여러 개의 가지로 나누어져 있고 가지의 끝은 꽃잎처럼 꼬불꼬불한 것이 특징이다. 전체는 지름이 20~40㎝ 정도 되는 반구상의 덩어리이며 높이는 10~30㎝ 정도이다.

씹는 맛이 좋고, 고약하지 않은 냄새와 맛은 은은하게 송이버섯 같은 향이 나서 등산을 하는 사람들에게 인기가 있다. 다만 자연에서 자라는 양이 비교적 적기 때문에 일반 사람들에게는 그만큼 알려지지 않아 이른바 신비의 버섯이기도 하다.

비슷한 모양의 독버섯이 따로 없기 때

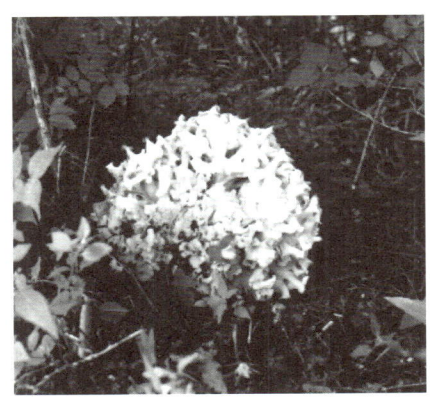
천연에 자생하는 꽃송이버섯

문에 쉽게 꽃송이버섯을 알아 낼 수 있다는 점 때문에 안심하고 먹을 수 있다.

    버섯류 전문가에게 조사를 부탁했더니 중국 대륙, 한국, 대만에서는 발견되지 않고 있다고 한다. 인터넷에서 조사해 보았더니 미국에서 한 건의 보고가 있는 정도였다.

    북미에서는 낙엽송이나 소나무의 묘목에서 꽃송이버섯이 생기면 그 수목은 갈색이 되고 결국 부패하기 시작한다고 한다. 게다가 그 수목의 영양분을 탐욕스럽게 흡수해 버리기 때문에 산림을 관리하는 사람들에게는 매우 성가신 버섯이라고 한다.

# 3장

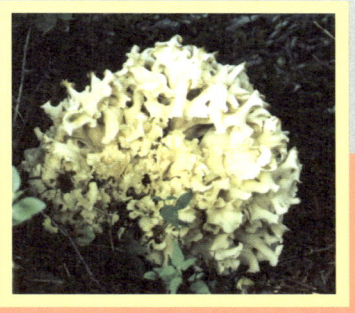

## 강력한 암억제 항암효과 증명

## 1. 동물실험에서 100% 암 억제

연구는 쥐를 사용한 항암 실험 단계로 진행되었다. 먼저 꽃송이버섯의 베타(1,3)추출액을 〈열수추출액〉, 〈냉알칼리 추출액〉, 〈열알칼리 추출액〉의 세 종류로 나눈 뒤 항암 효과에 최적의 투여량을 알아보기 위해서 각각의 추출액을 〈20〉, 〈100〉, 〈500〉 마이크로그램으로 나누어 실시하였다

사용된 쥐는 모두 육종(Sarcoma) 180형 고형암을 이식한 것으로, 체중이 30g 정도 되는 쥐를 각각 10마리씩 준비했다. 실험 기간은 35일이었는데, 꽃송이버섯 추출물인 베타(1,3)을 실험을 시작한 날부터 각각 7, 9, 11일에 3번만 투여하였다.

추출액과 투여량별 항암효과는 베타(1,3)은 모든 경우에서 매우 높은 효과를 나타내었다. 특히 눈에 띄는 것은 열알칼리 추출액 100마이크로그램 투여군이었다.

모든 쥐에게서 암이 100% 억제 되었던 것이다. 이 사실은 버섯 중에서도 꽃송이버섯의 항암 작용이 뛰어남을 증명하는 것이라고 할 수 있다. 또한 열수 추출액과 같은 농도에서도 이 정도로 높은 항암 작용을 보였다는 것은 꽃송이버섯이 대량의 베타(1,3)을 함유 하고 있다는 증명이기도하다. 이러한 자료를

### 베타(1,3)글루칸의 항종양시험

| 추출 액 | 투여량($\mu g$ X 3) | 완전퇴축수(마리) | 억제율(%) |
|---|---|---|---|
| 대조군 | 0 | 0 | – |
| 열추출 4배 | 500 | 4 | 91.2 |
|  | 100 | 0 | 0 |
|  | 20 | 0 | 0 |
| 열추출 1배 | 500 | 8 | 99.5 |
|  | 100 | 6 | 94.4 |
|  | 20 | 5 | 83.6 |
| 냉 알칼리 추출 | 500 | 5 | 90.0 |
|  | 100 | 6 | 95.7 |
|  | 20 | 3 | 62.1 |
| 열 알칼리 추출 | 500 | 6 | 99.0 |
|  | 100 | 10 | 100.0 |
|  | 20 | 4 | 54.9 |

## 쥐에 의한 항종양 효과의 평가방법

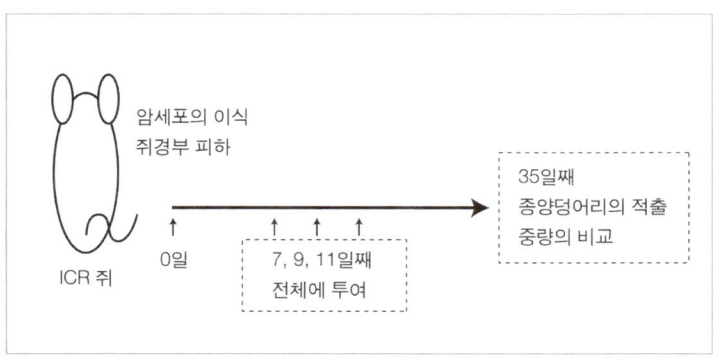

토대로 꽃송이버섯이 항암 효과면에서는 단연 돋보이는 버섯이라고 말할 수 있을 것이다. 이 실험 결과는 토쿠시마에서 행해진 제119회 일본 약학회에서 발표되어 화제를 몰고 왔다.

## 2. 경구투여로 항암효과 증명

쥐에게 버섯에서 추출한 베타(1,3)글루칸을 경구투여하거나, 버섯 그 자체를 먹여도 항종양 작용은 모든 경우에서 확인되었다. 그것은 장관자체가 매우 커다란 면역조직이기 때문에 직접 활성화하는 것으로 면역력을 높이는 것이 아닐까라고 하는 연구보고가 많이 있다.

암치료의 경우 항암제인 싸이클로포스파미드(CY)를 투여하자 백혈구수가 급속하게 감소하고 반대로 암 자체를 악화시키는 것이 이전부터 문제가 되어왔다.

면역력 저하를 방지하고 높이는 것에 의해 항암효과를 얻는 방법은 없을까라는 생각으로 다음의 동물실험을 실시하였다.

먼저 쥐에 암세포를 이식하여 암에 걸린 상태로 만든 후 아무런 치료를 행하지 않으면, 이 쥐는 2개월 내에 모두 죽게 된

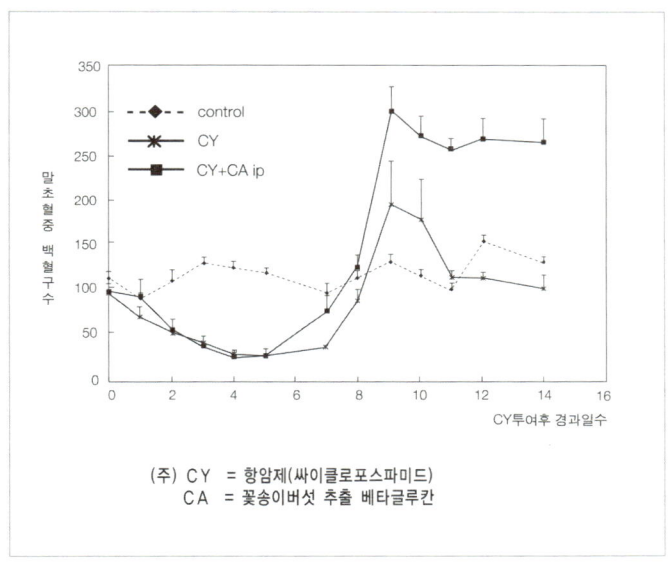

꽃송이버섯의 주사투여에 따른 백혈구감소(부작용)를 막아주는 효과

(주) CY = 항암제(싸이클로포스파미드)
CA = 꽃송이버섯 추출 베타글루칸

다. 이 쥐에 항암제인 싸이클로포스파미드(CY)를 투여하여 백혈구를 저하시키고 거기에 꽃송이버섯의 베타(1,3)글루칸을 250마이크로그램 주사 투여하자 예상했던 대로 백혈구수가 증가하였다.

주사로 실험해 본 결과를 보고 난 후, 그렇다면 이번에는 경구 투여도 가능할지 모른다는 생각에 도전해 보았다. 마찬가지로 싸이클로포스파미드(CY)를 투여한 쥐에게 꽃송이버섯에서 추출한 베타(1,3)글루칸을 50, 100, 200 마이크로그램씩 경구 투여를 실시하였다. 그 결과 경구 투여에 있어서도 백혈구 수가 증가해 있다는 사실이 확인 되었다. 경구 투여에서도 효과가 증명이 된 셈이다.

이것은 세계 최초의 연구다. 「먹는 것으로 효과를 보았다 이것은 정말 굉장한 것이다.」라고 하는 사실이 지금까지 고대하고 있던 베타(1,3)글루칸의 꿈을 현실로 만든 것이다.

이 결과는 1999년 10월의 대체의학학회에서 발표되어 각 대학의 많은 면역학 전문가에게 높은 평가를 받았다.

꽃송이버섯의 경구투여에 따른 말초혈중백혈구수의 변동과 그 효과

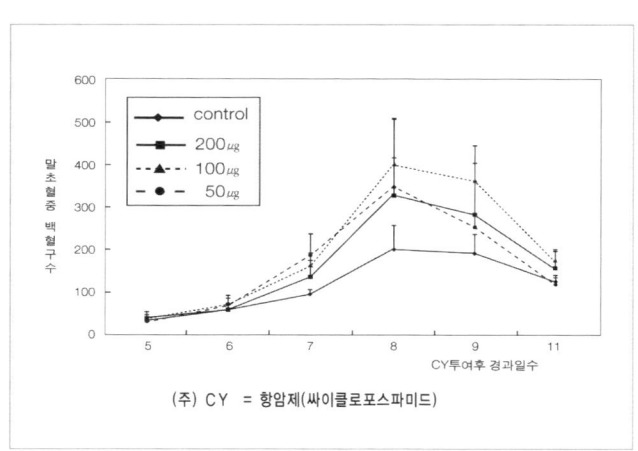

## 3. 균상제작법의 특허 취득

### 하나비라다케 MH-3

하나비라다케 MH-3는 2004년 1월, "생리기능활성을 지닌 꽃송이버섯의 균상제작방법"의 특허를 취득하였다.(특허 제 3509736호)

㈜미나헬스의 하나비라다케 MH-3는 이미 통산성공업기술원 생명공학기술연구소에서 균의 고정화(수탁번호 FERMP-17221)가 되어있었지만 이번 특허취득은 이 고정화된 하나비라다케 MH-3를 생산하기 위한 균상 제작방법을 결정하는 것이다.

도쿄 약과대학은 하나비라다케 MH-3의 베타글루칸에 관한 많은 연구발표를 해오고 있었는데 특허취득에 의해 지금까지의 연구성과가 확고 부동한 신뢰성을 얻었다고 할 수 있다. 물론 꽃송이버섯으로는 첫번째로 세계 최초이기도 하다.

그렇다면 이 특허취득의 장점이 무엇인가 하면 그것은 다른 버섯제품과 꽃송이버섯을 원료로 한 건강식품과의 명확한 차별화라고 할 수 있다.

"아가리쿠스가 좋다, 상황버섯이 좋다"라고 이야기해도 "버섯의 무엇이 좋은가?"라고 하면, 그 부분이 밝혀지지 않은 현재 상황에서 하나비라다케 MH-3는 학술적인 데이터를 확실하게 가지고 있는 것이다. 그것이 다른 버섯과의 큰 차이점이다.

즉, 하나비라다케 MH-3균이 고정화 되고, 그것을 육성시킨 균상이 고정화된다면 재배된 하나비라다케 MH-3에 함유된 「베타(1,3)글루칸」성분도 균일화되게 된다.

더구나 특허취득에서 항암작용, 혈당치 강하작용, 면역부활작용, 항고혈압작용이 강력하다는 것이 확인된 하나비라다케 MH-3가 암, 생활습관병 등의 예방용 기능성식품에만 머무르는 것이 아니라 의학 분야에서도 힘을 발휘하는 요소를 갖추고 있다는 것을 증명하고 있다.

원래, 버섯에는 면역작용, 항종양작용이 있다고 알려져 왔지만, 이미 하나비라다케 MH-3는 일반적으로 "암에 효과가 있는 버섯"이라고 하는 버섯들과는 명확하게 경계선을 긋고 독자 노선을 걷게 된 것이다.

## 4. 제 61회 일본 암학회에 연구성과 발표

### 일본 암학회

"암"에 관련된 기술, 연구를 발표하는 학술총회로 매년 전국 규모로 행해지고 있다. 제 61회 총회에서는 하나비라다케 MH-3 추출 베타글루칸과 이입면역요법에 대하여 요시다병원과의 공동발표가 실시되었다.

### 이입면역요법移入免疫療法

요시다병원이 실시하고 있는 암치료 방법으로 하나비라다케 MH-3를 병용한 진행암에 대한 면역요법의 임상보고를 제 61회 일본암학회총회(2002년)에 발표하였다. 여명 3~6개월로 진단된 말기암환자에게 하나비라다케 MH-3를 1일 300㎎씩 섭취시키며 8~10개월 경과를 본 결과 어디에도 진행·재발은 보여지지 않았다.

대상 : 여명 3~6개월로 진단 된 말기 암 환자 14명

기간 : 8~10 개월

섭취 : 하나비라다케 MH-3  1일 300㎎

병원 : 요시다(병원)

### 진행 암에 대한 면역요법의 효과

1) 연명 효과 및 진행성 재발

| 구 분 | 인원 | % | 재발율 |
|---|---|---|---|
| 5년 이상 생존 | 4 | 28.6 | |
| 추정 예후의 2배 이상 연명 | 5 | 35.7 | 없음 |
| 추정 예후와 같다 | 5 | 35.7 | |

2) 의학적으로 삶의 질 개선(QOL)

| 구 분 | 인원 | % | 비 고 |
|---|---|---|---|
| 매우 개선 | 4 | 28.6 | |
| 개선 | 5 | 35.7 | (64.3%) |
| 불변 | 5 | 35.7 | |

# 5. 하나비라다케 MH-3와 이소플라본의 병용 임상시험

【요시다 병원 원장 의사 요시다 켄시】

목적 : 하나비라다케 MH-3는, 베타(1,3)글루칸을 대량 함유

하고 있어 각종학회에 그 항암작용이 보고되었다. 2002년 제61회 일본암학회총회에서 "꽃송이버섯의 백혈구 활성화 작용과 이입면역요법의 강화작용"이라는 제목으로 임상시험에 경구 투여된 하나비라다케 MH-3의 항암작용이 발표되었다.

이번, 하나비라다케 MH-3와 이소플라본의 병용효과에 대한 검토를 하였다.

방법 : 2004년 3월부터 2005년 3월까지 요시다병원 외래 진행암환자 7례에 대하여 활성화자기임파구, NK세포요법(요시다식)을 13주간 치료후 하나비라다케 MH-3 분말(300㎎/일)과 이소플라본(30㎎/일)을 경구 투여하였다.

하나비라다케 MH-3와 이소플라본의 임상시험

| No. | 연령 | 성별 | 암의 종류 | 암스테이지 | 전 이 | 관찰기간(개월) | 판 정 |
|---|---|---|---|---|---|---|---|
| 1 | 53 | 남 | 간암 | IV | | 4 | CR |
| 2 | 57 | 여 | 대장암 | IV | | 12 | CR |
| 3 | 69 | 여 | 자궁암 | IV | 폐 | 3 | PR |
| 4 | 71 | 남 | 위암 | IV | | 4 | PR |
| 5 | 33 | 여 | 유방암 | I | | 3 | CR |
| 6 | 62 | 여 | 폐암 | IV | | 3 | PR |
| 7 | 63 | 남 | 간암 | IV | | 3 | MP |

결과 : 대장암, 간암, 자궁암, 위암, 유방암 및 폐암 환자에 대해 3개월에서 12개월에 걸친 시험 결과 하나비라다케 MH-3와 이소플라본을 계속 투여한 결과, 전반적인 증상의 호전, 백혈구의 증가, NK활성 현상이 확인되었다.

다음에 소개하는 7례의 임상보고는 하나비라다케 MH-3를 최대 12개월부터 최소 3개월간 투여하여 얻어진 치료결과이다.

대상은 연령이 33세부터 71세까지의 남성 3명과 여성 4명, 합계 7명으로 병의 내역은 대장암 1명, 간암 2명, 자궁암 1명, 위암 1명, 유방암 1명, 폐암 1명의 합계 7증례이다.

전반적으로 하나비라다케 MH-3를 투여함에 따라 증상의 호전, 백혈구의 증가, NK세포의 활성 유지가 확인되었다. 덧붙여, 효과 판정에 있어서는 요시다식 효과 판정기준에 근거한 것으로 이하의 내용으로 판정되었다.

■ **치험례 : 1**

◇ 환자명 : I·M 남성 53세

◇ 진단명 : 간암

◇ 진단의사 : 요시다

◇ 평가이유 : C형간염에서 간암으로 이행 중이라고 생각되었지만, 하나비라다케 MH-3를 투여한 후 간 기능도 안정되고 종양마커도 조절되고 있다. 일도 정상적으로 하고 있다.

◇ 효과판정 : CR상당(5년 이상 생존, Grade 0~1, QOL개선도는 A)

■ 치험례 : 2

◇ 환자명 : T · S 여성 57세

◇ 진단명 : 대장암

◇ 진단의사 : 요시다

◇ 평가이유 : 대장암(Ⅲ기 진행암) 수술후 3년 5개월이 경과하여 정기적으로 검사를 받고 있고 재발 · 전이에 주의하고 있다. 현재 그 징후는 없고 건강하다. 2004년 6월~8월에 걸쳐 종양마커CEA가 5.0~5.6로 상승하였지만, 2005년 3월에는 정상화되었다.

◇ 효과판정 : CR상당(5년 이상 생존, Grade 0~1, QOL개선도는 A)

■ 치험례 : 3

◇ 환자명 : M · T 여성 69세

◇ 진단명 : 자궁암

◇ 진단의사 : 요시다

◇ 평가이유 : 전이성 폐종양(원발자궁암, 절제 불가능) 진단 후 1년여 경과했지만, 폐 전이는 없으며, 건강하게 되었다. 종양마커CEA,CA19-9는 차례로 증가하고 있지만, NK세포활성 등의 면역기능은 양호하게 유지되고 있다.

◇ 효과판정 : PR상당(추정예후의 2배 이상 연명, Grade 2~3, QOL개선도는 B)

■ **치험례 : 4**

◇ 환자명 : U · S 남성 71세

◇ 진단명 : 위암

◇ 진단의사 : 요시다

◇ 평가이유 : 하나비라다케 MH-3 투여 전 내시경검사로 위에 고분화형선암(스테이지 VI)이 확인. 복부 CT검사로 복강동맥근부, 좌신동맥분기부옆 대동맥 주변에 직경 20~30㎜ 크기의 임파절 전이가 다발하고 있는 것으로 확인되었다.

종양마커는 CA19-9는 10,000으로 상승, 본인이 수술, 화학요법을 거부하였기 때문에 대체요법을 하면서 경과를 관찰하고 있다. 진단 후 4개월이 경과했지만, 더 이상 진행은 확인되지 않고, 종양마커 CA19-9는 10,000에서 8,000으로 개선되었다.

◇ 효과판정 : PR상당(추정예후의 2배 이상 연명, Grade 0~1, QOL개선도는 B)

■ 치험례 : 5

◇ 환자명 : Y · K 여성 33세

◇ 진단명 : 유방암

◇ 진단의사 : 요시다

◇ 평가이유 : 2004년 12월 초순 무렵 좌측 유방에 2cm 크기의 종양이 만져져 검사 결과 스테이지 I 의 유방암(주변임파절로 전이 없음)으로 판명되었다. 12월 24일에 부분절제(보존요법)를 실시, 1월 4일부터 화학요법을 개시하였다.

화학요법 개시 후, 1주 후부터 구토, 식욕부진, 탈모가 일어나고, 백혈구수는 3,000전후로 저하되었다. 즉시 하나비라다케 MH-3를 복용하였다. 현재까지 화학요법을 계속하고 있지만, 그 후 부작용의 발견도 없고, 백혈구수도 6,500/㎣ 이상 유지되고 있다.

◇ 효과판정 : CR상당(5년 이상 생존, Grade 0~1, QOL개선도는 A)


■ **치험례 : 6**

◇ 환자명 : Y · K 여성 62세

◇ 진단명 : 폐암

◇ 진단의사 : 요시다

◇ 평가이유 : 발병 후, 2년 6개월 경과. 이 사이 여러 가지 화학요법을 실시했지만, 2004년 10월에는 종양마커CEA가 600으로 상승하였다. 2005년 1월 7일 CEA가 12.3이었지만, 하나비라다케 MH-3를 계속 섭취하자 6.7까지 하락하였다.

자각증상도 특별히 없고, 화학요법을 병용하고 있었지만, 백혈구수도 평균 3,000이상을 유지, NK활성도 유지되고 있다.

◇ 효과판정 : PR상당(추정예후의 2배 이상 연명, Grade 0~1, QOL개선도는 B)


■ **치험례 : 7**

◇ 환자명 : I · A 남성 62세

◇ 진단명 : 간암

◇ 진단의사 : 요시다

◇ 평가이유 : 간세포성 간암의 수술불능 예로 2004년 3월부터 간동맥 항암요법을 실시하고 있지만, 효과가 없었다. 2004년 10월부터 활성화자기임파구, NK세포요법을 개시, 12월부터 하나비라다케 MH-3의 섭취도 병용하였다. 종양마커 PIVKA-II가 상승 경향이었지만, 컨디션도 양호, 백혈구수, NK세포활성이 상승하고 있다. CT검사에서도 종양의 증대는 확인되지 않았다.

◇ 효과판정 : MR상당(추정예후의 1.5배 이상 연명, Grade 2~3, QOL개선도는 B)

요시다식 효과 판정 기준

| 판 정 | 연 명 효 과 | 활동수행능력 평가(P.S) | Q.O.L 개선도 |
|---|---|---|---|
| CR상당 | 5년이상 생존 | Grade0~1 | A |
| PR상당 | 추정예후의 2배이상 연명 | Grade2~3 | B |
| MR상당 | 추정예후의 1.5배이상 연명 | Grade3 | C |
| NC상당 | 추정예후와 같다 | Grade3~4 | C |
| PD상당 | 치료에 관계없이 악화 | Grade4 | D |

활동수행능력평가

Grade 0 : 무증상으로 사회생활이 가능, 제한을 받는 일 없이 발병전과 동일하게 행동할 수 있다.

Grade 1 : 가벼운 증상이 있어 육체노동은 제한을 받지만, 보행, 가벼운 노동과 작업은 할 수 있다. 예를 들어 가벼운 집안일, 사무 등.

Grade 2 : 보행과 신변의 가벼운 일은 할 수 있지만, 때로 조금은 도움이 필요하기도 하다. 가벼운 노동은 할 수 없지만, 하루 중 50%이상은 일상생활을 한다.

Grade 3 : 신변의 가벼운 일은 할 수 있지만 자주 도움이 필요하다. 가벼운 운동도 할 수 있으며 하루 중 50% 이상은 취침을 해야한다.

Grade 4 : 신변의 가벼운 일도 할 수 없고, 항상 도움이 필요하며, 종일 취침을 필요로 한다.

Q.O.L개선도

A. 매우 분명하게 개선되었다   B. 개선되었다
C. 불변   D. 악화되었다

# 4장

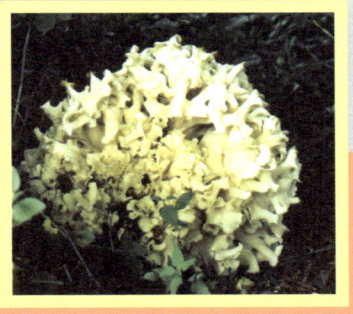

꽃송이버섯 Q&A

## 꽃송이버섯 Q&A

**Q** 꽃송이버섯은 얼마 동안 섭취해야 효과가 있습니까? 또 섭취하는 양은 어느 정도가 좋습니까?

지금까지의 체험예로 보면, 폐암인 분이라면 약 1개월 정도로부터 효과가 보였으며 대장암에서는 1개월부터 3개월 정도의 기간에 효과가 나오고 있습니다. 전립선암의 예에서는, 섭취 몇일만에 신체에 활력이 나왔다고 하는 분도 있습니다.

섭취하는 분의 병의 상태나 체력 등의 차이로, 효과가 나타나는 것이 다르다고 생각합니다만, 평균 1개월부터 수개월 정도의 섭취 기간으로 효과가 나타나고 있습니다.

또 섭취 하는 양입니다만, 마우스의 항종양실험으로부터 얻은 수치로 환산하면 사람의 경우 1일 100~200㎎(베타글루칸) 정도를 기준으로 하여 섭취하면 좋습니다.

**Q** 현재, 간경변을 앓고 있고, 향후 암으로 갈까 걱정됩니다. 예방으로 섭취해도 좋을까요?

암의 예방은 세포의 면역력을 높이는 것이 중요합니다. 면역력이 저하되면, 정상세포가 언제라도 암종양화 할 가능성이 있기 때문에 미리 면역력을 높이는 작용을 하는 하나비라다케 MH-3를 섭취하는 것은 좋습니다.

**Q 폐암으로 수술을 받게 되었습니다, 수술 전에 섭취해도 좋을까요?**

꽃송이버섯에 함유되어 있는 베타(1,3)글루칸은 백혈구를 증가시키는 기능이 있다는 것이 실험으로 밝혀졌습니다. 몸의 면역력을 높이고 체력을 증강시켜주기 때문에 수술 전에 섭취하는 것은 매우 좋습니다.

**Q 원발암으로 현재는 전이가 되지 않았는데 전이를 억제할 수 있습니까?**

사람은 선천적으로 면역력을 갖고 있으며, 암의 증식이나 전이를 억제하는 것은 면역력을 높이는 것이 제일 확실하고 안전한 방법입니다.

그 면역력을 높이는 작용을 하는 것으로 지금 가장 주목을 받고 있는 것이 꽃송이버섯의 베타(1,3)글루칸입니다. 이것을 섭취함으로써 전이와 증식을 억제할 수 있습니다.

**Q** 현재 항암제를 사용한 치료를 받고 있는데 꽃송이버섯을 병용해도 좋습니까?

항암제를 사용하면, 백혈구수가 급격하게 감소하는 것은 알고 계시리라 생각합니다. 동물실험에서 베타(1,3)글루칸을 투여하자 백혈구수의 감소를 억제하고, 감소한 백혈구를 증가시키는 효과를 보였습니다. 항암제를 사용할 때는 오히려 적극적으로 꽃송이버섯을 섭취하는 것이 효과적입니다.

**Q** 의사로부터 말기암 선고를 받았습니다. 연명 효과는 기대할 수 있습니까?

베타(1,3)글루칸은 면역력을 높여주고 세포를 부활시키는 기능이 있기 때문에 섭취하면 연명효과를 충분히 기대할 수 있습니다. 체험자중에도 의사로부터 남은 기간이 1년이라고 선고 받은 분도 있었지만, 꽃송이버섯을 섭취하고 3년이나 장수한 분도 있습니다.

**Q** 현재, 프로폴리스나 생식, 효소, 로얄젤리 등과 같은 건강기능식품을 섭취하고 있는데 병용해도 괜찮습니까?

병용해도 전혀 문제가 없습니다. 오히려 함께 사용하는 것이 면역력을 한층 높일 수 있다고 생각합니다.

**Q** 통증이 있는데 통증을 억제할 수 있습니까?

꽃송이버섯은 약이 아니기 때문에, 암의 통증을 억제하는 것은 바로 기대할 수는 없습니다. 면역력을 높이는 중에 완화될 수는 있지 않을까 생각합니다.

**Q** 꽃송이버섯이 가지는 항암작용의 비밀은 무엇입니까?

꽃송이버섯에는 베타(1,3)글루칸이 100g 중에 61.9g이나 함유되어 있습니다. 버섯 중에서 가장 많이 함유하고 있으며, 베타글루칸 덩어리라고 부를 수 있을 정도입니다.

그리고 베타글루칸중에서도 항암작용이 있는 것은 베타(1,3)글루칸이라는 것이 연구에서 밝혀졌습니다. 이 베타(1,3)글루칸은 꽃송이버섯에서 추출된 베타글루칸입니다.

**Q** 꽃송이버섯에 함유되어 있는 베타글루칸의 분석은 어디에서 행해졌습니까?

(재)일본식품분석센터에서 분석시험 한 결과 베타글루칸이 100g중 61.9g으로 아가리쿠스의 약 5배나 함유되어 있다는 것

을 알게 되었습니다.

**Q** 꽃송이버섯의 항암작용에 대해 연구한 것은 어느 분입니까?

도쿄약과대학 약학부 제 1미생물학 교실·야도마에교수(현 명예교수)를 중심으로 한 연구 그룹입니다. 버섯에 함유되어 있는 베타글루칸으로부터 항암제를 장기간 연구하고 있는 교수중 일인자로 이번 꽃송이버섯에 함유되어 있는 베타글루칸의 추출측정 및 항암시험을 실시하여 발표하자 TV와 신문에서 대 반향을 일으켰습니다.

**Q** 항암 시험에서는, 어떤 결과를 얻을 수 있었습니까?

쥐를 사용한 항암 실험에서는, 열알칼리 추출에 의한 100마이크로그램 투여군에 있어서 무려 100% 암을 억제했습니다. 열수 추출 500마이크로그램의 투여군에서도, 91.2%의 효과가 있었습니다. 이것은 놀랄 만한 항암 효과입니다.

**Q** 추출 측정의 결과, 지금까지의 버섯과 비교해서, 꽃송이버섯은 어떤 점이 우수합니까?

꽃송이버섯에서 베타글루칸을 추출하는 방법으로 열수, 냉알칼리, 열알칼리 추출로 행했는데 주목해야 할 점은, 열수에서도 베타글루칸이 많이 추출된 것입니다.

이것은 다른 버섯에는 없는 매우 드문 일로 열수에서도 추출할 수 있다는 것은 꽃송이버섯을 먹은 경우에도 베타글루칸을 쉽게 섭취할 수 있습니다.

Q 꽃송이버섯은 어떤 버섯인가요?

꽃송이버섯은 꽃송이버섯과의 버섯으로 자실체는 산호모양 또는 모란채 모양을 하고 있으며 세계에 1과 1속 2종, 일본에는 1종만이 알려져 있습니다.

영어명은 '커리플라워 머시룸'입니다.

Q 색이나 형태, 크기는 어떤가요?

전체적인 색채는 담황색이나 흰색입니다. 몸은 두께가 1㎜ 정도로 평평하고 몇 개의 가지로 나누어져 있습니다. 가지의 끝은 꽃잎처럼 꼬불꼬불한 것이 특징입니다.

높이는 10~30㎝ 정도고 전체 지름이 20~40㎝ 정도 되는 반구형 덩어리입니다.

**Q** 어떤 곳에서 자라고 있나요?

일본에서는 여름에서 가을에 걸쳐 홋카이도에서부터 관동 지방의 아고산 지대에 분포하고 있으며, 소나무나 전나무, 솔송나무 등 침엽수의 그루터기나 마른 줄기의 뿌리 부분에서 자랍니다. 드물게 너도밤나무나 메밀잣밤나무 등의 광엽수의 그루터기에도 생깁니다.

**Q** 외국의 경우 어떤 나라에 있나요?

북미에서 발견되고 있습니다. 낙엽송이나 소나무의 묘목에 생기면 그 수목의 영양분을 흡수해 버려서 결국 수목이 마르게 되기 때문에 삼림 관리자들에게는 아주 성가신 버섯으로 미움을 받고 있다고 합니다. 한방으로 알려진 중국, 한국, 대만 등에서는 현재 발견되지 않고 있습니다.

**Q** 산에 가면 많이 채취할수 있나요?

유감스럽게도 자연에서 자라는 꽃송이버섯은 양이 매우 적어서 전문가가 찾아도 좀처럼 발견할 수 없습니다. '신비의 버섯'이라고 불리는 것도 그 때문입니다. 다만 닮은 형태의 독버섯이 없기 때문에 모양을 보고 간단히 꽃송이버섯이라는 것을 알 수 있어서 안심하고 먹을 수 있습니다.


**Q 그대로 먹어도 괜찮습니까?**

등산을 하는 사람이나 버섯 애호회 사람들은 꽃송이버섯을 발견하면 즐겨 먹고 있습니다. 고약하지 않은 풍미와 씹는 느낌이 좋아서 인기가 있는 듯합니다. 조리 방법으로는 삶아도, 구워도 맛있고 국거리로도 매우 좋습니다.


**Q 면역력에 대해서 설명해 주세요.**

우리 몸은 본래 외부로부터 침입해 오는 병원균이나 이물질에 대해서 배제하거나 무해한 것으로 바꾸는 조직을 갖추고 있습니다. 이것이 면역력 또는 면역 기구라고 하는 것입니다. 면역은 전문적으로 말하면, '자기와 비자기를 인식해서 비자기를 배제하는 시스템'이라고 말할 수 있습니다.

암세포도 일종의 이물(비자기)이기 때문에 그것에 주목해서 면역력을 높임으로써 암세포를 가두어 버리는 방법이 바로 면역요법의 기본적인 사고입니다.

약해진 몸을 강화시켜 주는 것입니다.

**Q** 면역력은 사람에 따라 다른가요?

감기에 걸리기 쉬운 사람과 잘 걸리지 않는 사람의 차이는 감기에 대한 면역력의 차이에 있습니다. 면역력이 약하면 누구나 감기에 걸리기 쉬워지며 반대로 면역력이 강하면 감기에 잘 걸리지 않게 되는 것입니다. 이것은 암에 대해서도 마찬가지여서 암에 걸리는 사람과 잘 걸리지 않는 사람의 차이로 나타납니다.

**Q** 꽃송이버섯은 건강식품으로서 제품화 되어 있습니까?

하나비라다케 MH-3라는 제품명의 건강식품으로서 발매되고 있습니다. 이미 일본에서는 많은 분들이 그 효과를 체험하고 있습니다.

# 5장

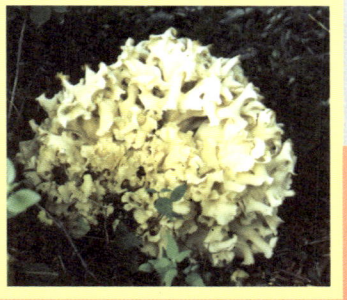

논문

# Dectin-1 is required for host defense against *Pneumocystis carinii* but not against *Candida albicans*

Shinobu Saijo[1], Noriyuki Fujikado[1], Takahisa Furuta[2], Soo-hyun Chung[1], Hayato Kotaki[1], Keisuke Seki[1], Katsuko Sudo[1], Shizuo Akira[3], Yoshiyuki Adachi[4], Naohito Ohno[4], Takeshi Kinjo[5], Kiwamu Nakamura[5], Kazuyoshi Kawakami[6] & Yoichiro Iwakura[1]

Dectin-1 is a C-type lectin involved in the recognition of β-glucans found in the cell walls of fungi. We generated dectin-1-deficient mice to determine the importance of dectin-1 in the defense against pathogenic fungi. *In vitro*, β-glucan-induced cytokine production from wild-type dendritic cells and macrophages was abolished in cells homozygous for dectin-1 deficiency ('dectin-1-knockout' cells). *In vivo*, dectin-1-knockout mice were more susceptible than wild-type mice to pneumocystis infection, even though their cytokine production was normal. However, pneumocystis-infected dectin-1-knockout macrophages did show defective production of reactive oxygen species. In contrast to those results, wild-type and dectin-1-knockout mice were equally susceptible to candida infection. Thus, dectin-1 is required for immune responses to some fungal infections, as protective immunity to pneumocystis, but not to candida, required dectin-1 for the production of antifungal reactive oxygen species.

The C-type lectins form a group of proteins with a lectin-like carbohydrate-recognition domain in their extracellular carboxy-terminal domains[1]. Some C-type lectin family members recognize the carbohydrate structures of microbes as pathogen-associated molecular patterns, whereas other members, on natural killer cells, recognize endogenous ligands and discriminate self from nonself in a calcium-dependent way. Dectin-1 was first reported as a dendritic cell (DC)-specific type II C-type lectin receptor expressed as a 43-kilodalton membrane-associated glycoprotein, with a carbohydrate-recognition domain in its extracellular carboxyl terminus and an immunoreceptor tyrosine-based activation motif in its intracellular amino terminus[2,3]. Dectin-1 is also highly expressed on macrophages and neutrophils and is the receptor for β-1,3-linked and/or β-1,6-linked glucans (β-glucans)[4].

The β-glucans are important cell wall components of fungi and yeasts; they consist of a backbone of polymerized β(1→3)-linked β-D-glucopyranosyl units and β(1→6)-linked side chains[5] and are found in a wide-range of mushrooms, seaweeds, yeasts and pathogenic fungi. Although individual β-glucans are heterogeneous in terms of molecular weight, number of branches and helical construction, many β-glucans have immunological 'effector' activities *in vitro* and *in vivo*, and some are used beneficially to treat human diseases[6,7]. However, the mechanism of β-glucan-induced activity has not been elucidated completely because it has been difficult to discriminate the responses caused by β-glucans from those caused by other pathogen-derived components that are often contaminants of β-glucan preparations.

Studies have suggested that dectin-1 is involved in the recognition of and host defense mechanisms against pathogenic fungi, including *Candida albicans* and *Pneumocystis carinii*, because those fungi express β-glucans in their cell walls and cause cytokine production after infection[8,9]. As for the defense mechanisms against fungi, both the innate and acquired immune systems are thought to be involved[10]. T helper 1 cell-mediated immune responses and the opsonization of fungi and their incorporation into macrophages through Fc receptors are important immune responses to fungal infection in immunocompetent people; that is reflected in the fact that fungal infection causes morbidity and mortality only in immunocompromised patients[10,11].

Cytokines induced by fungi are also important in activating immune responses and phagocytic cells. The many Toll-like receptors (TLRs) are thought to be critically involved in the cytokine responses to fungi because, for example, the survival of $Tlr2^{-/-}$ mice infected with *C. albicans* is much lower that of infected wild-type mice[12]; moreover, the cell walls of *C. albicans* can induce tumor necrosis factor (TNF) production by macrophages via TLR4 stimulation[13]. Although the mannose receptor (MRC1) has also been linked to the recognition

[1]Center for Experimental Medicine and [2]Department of Microbiology and Immunology, The Institute of Medical Science, The University of Tokyo, 4-6-1, Shirokanedai, Minato-ku, Tokyo 108-8639, Japan. [3]Department of Host Defense, Research Institute for Microbial Disease, Osaka University, 3-1 Yamadaoka, Suita-shi, Osaka 565-0871, Japan. [4]Laboratory for Immunopharmacology of Microbial Products, School of Pharmacy, Tokyo University of Pharmacy and Life Science, 1423-1 Horinouchi, Hachioji, Tokyo 192-0392, Japan. [5]Department of Medicine and Therapeutics, Control and Prevention of Infectious Diseases, Faculty of Medicine, University of the Ryukyu, 207 Uehara, Nishihara-cho, Nakagami-gunn, Okinawa 903-0215, Japan. [6]Microbiology and Immunology, Department of Medical Technology, School of Health Science, Tohoku University, 2-1, Seiryou-cho, Aoba-ku, Sendai-shi, Miyagi 980-8575, Japan. Correspondence should be addressed to Y.I. (iwakura@ims.u-tokyo.ac.jp).

Received 18 July; accepted 17 November; published online 10 December 2006; doi:10.1038/ni1425

## ARTICLES

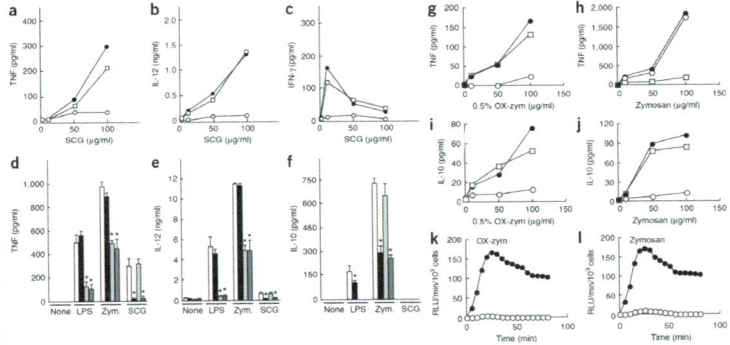

**Figure 1** Cytokine induction by β-glucans is dependent on dectin-1. (a–f) ELISA of cytokine concentrations in supernatants of dectin-1-wild-type, dectin-1-knockout $Myd88^{+/+}$ and/or $Myd88^{-/-}$ BMDCs cultured for 24 h with SCG (a–c; concentration, horizontal axes) or with LPS (20 ng/ml), zymosan (Zym.; 100 μg/ml) or SCG (100 μg/ml; d–f). Filled circles and white bars, dectin-1-wild-type, $Myd88^{+/+}$; open squares and light gray bars, dectin-1-wild-type, $Myd88^{-/-}$; dark gray bars, dectin-1-knockout, $Myd88^{-/-}$. *, $P < 0.01$ (Student's t-test). Data represent mean (+ s.d.) of triplicate samples (d–f) and were reproducible in three independent experiments (a–f). (g–j) ELISA of cytokine concentrations in supernatants of wild-type (filled circles), dectin-knockout (open circles) or $Myd88^{-/-}$ (open squares) thioglycollate-elicited macrophages cultured for 24 h with NaClO-oxidized zymosan (OX-zym) or zymosan (horizontal axes). (k,l) Luminol-enhanced chemiluminescence analysis of ROS produced by wild-type (filled circles) or dectin-1-knockout (open circles) thioglycollate-elicited macrophages stimulated with NaClO-oxidized zymosan (k) or zymosan (l). RLU, relative luciferase units. Similar results were obtained in one other independent experiment (g–l).

and phagocytosis of fungi via mannans expressed on fungal cell walls[14], $Mrcl^{-/-}$ mice show normal responses to *C. albicans* and *P. carinii* infection[15,16]. In addition to those host molecules, the importance of dectin-1 in recognizing and responding to fungal β-glucans *in vivo* remains to be fully elucidated. Here we describe the generation of mice homozygous for deficiency of the gene encoding dectin-1 (called 'dectin-1-knockout mice' here) and experiments done to assess the function of dectin-1 in host defense against fungal pathogens. Dectin-1 signaling activated DCs and macrophages to produce cytokines and reactive oxygen species (ROS), and dectin-1 was important in protection against *P. carinii* but not *C. albicans* infection.

### RESULTS

#### Dectin-1-knockout mice develop normally

We generated embryonic stem cells heterozygous for dectin-1 deficiency by replacing both exon 1, containing the translation start site, and exon 2 of the gene encoding dectin-1 with a neomycin-resistance gene (**Supplementary Fig. 1** online). Dectin-1-knockout mice were born at the expected mendelian ratio, were fertile and showed no gross phenotypic abnormalities, including no alterations in lymphoid cell populations (data not shown). We did not detect dectin-1 mRNA in spleen cells from dectin-1-knockout mice (**Supplementary Fig. 1**), and there was no dectin-1 expression on the surfaces of dectin-1-knockout bone marrow–derived DCs (BMDCs; **Supplementary Fig. 1**), indicating that the gene encoding dectin-1 was correctly disrupted.

#### Dectin-1 is required for β-glucan activation of DCs

As dectin-1 is considered a receptor for β-glucans, we examined the responses of wild-type and dectin-1-knockout BMDCs to β-glucans. We used *Sparassis crispa* glucan (SCG), a soluble, β-1,6-branched β-1,3-glucan purified from the edible mushroom, because it is biologically active and is easily purified to homogeneity[17]. After stimulation of wild-type BMDCs with SCG, production of interleukin 12 (IL-12) and TNF was enhanced in a dose-dependent way (**Fig. 1a,b**). Production of interferon-γ (IFN-γ) was also stimulated by SCG, although production was suppressed at higher concentrations (**Fig. 1c**). In contrast, production of those cytokines was completely abolished in dectin-1-knockout BMDCs (**Fig. 1a–c**), indicating that dectin-1 is required for cytokine induction in BMDCs after β-glucan stimulation.

Zymosan, a polysaccharide particle from the cell wall of *Saccharomyces cerevisiae*, is one of most commonly used β-glucan-containing experimental agents, although it contains other components, including mannans, other glucans and chitins[18]. Studies have suggested that the induction of TNF and IL-12 in response to zymosan requires the 'collaboration' of dectin-1 and TLR2 (ref. 19) on the cell surface, followed by activation of the transcription factor NF-κB via MyD88 (refs. 20,21), an intracellular signal transducer required for TLR signaling[22]. To determine the relative requirements for dectin-1 and MyD88 in BMDC responses to zymosan and SCG and to the MyD88-dependent stimulus lipopolysaccharide (LPS), we assessed cytokine production in BMDCs from dectin-1-knockout and $Myd88^{-/-}$ mice. Cytokine production induced by LPS was completely

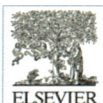
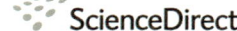

# NMR characterization of the structure of a β-(1→3)-D-glucan isolate from cultured fruit bodies of *Sparassis crispa*

Rui Tada,[a] Toshie Harada,[a,b] Noriko Nagi-Miura,[a] Yoshiyuki Adachi,[a] Mitsuhiro Nakajima,[b] Toshiro Yadomae,[a,b] and Naohito Ohno[a,*]

[a]*Laboratory for Immunopharmacology of Microbial Products, School of Pharmacy, Tokyo University of Pharmacy and Life Science, 1432-1, Horinouchi, Hachioji, Tokyo 192-0392, Japan*
[b]*Minahealth Co., Ltd, Saitama, Japan*

Received 7 April 2007; received in revised form 12 July 2007; accepted 17 August 2007
Available online 31 August 2007

---

**Abstract**—SCG, a purified β-D-glucan, obtained from *Sparassis crispa*, exhibits various biological activities including an antitumor effect, enhancement of the hematopoietic response in cyclophosphamide-induced leukopenic mice, and induction of the production of cytokines. The mechanisms of these effects have been extensively investigated; however, an unambiguous structural characterization of SCG is yet to be achieved. It is well accepted that the biological effects of β-glucan depend on its primary structures, conformation, and molecular weight. In the present study, we examine the difference of biological effects among β-glucans, elucidate the primary structure of SCG, and compare with SPG from *Schizophyllum commune* using NMR spectroscopy. Our data reveal that SCG but not SPG induce cytokine production from bone marrow-derived dendritic cells (BMDCs) and their major structural units are a β-(1→3)-D-glucan backbone with single β-(1→6)-D-glucosyl side branching units every three residues.
© 2007 Elsevier Ltd. All rights reserved.

*Keywords:* *Sparassis crispa*; *Schizophyllum commune*; β-D-Glucan; NMR; Polysaccharide

---

## 1. Introduction

A well-known biologic response modifier (BRM) widely distributed in nature, β-glucan is important for the treatment of cancer and infectious diseases in both modern medicine and traditional oriental therapies, and as a dietary substance, because of its antitumor and immunomodulating properties.[1–5] For instance, lentinan from *Lentinus edodes*[6] and sonifilan (SPG) from *Schizophyllum commune* (*S. commune*)[7] have been used clinically for cancer therapy in Japan. A variety of β-glucans differing in structures have been isolated from various sources. The differences are in the primary structure, including the degree of branching (DB), degree of polymerization (DP) and linkage type, conformation, for example, triple helix, single helix, and random coil structures, and molecular weight.[8–10]

*Sparassis crispa* (*S. crispa*) is an edible/medicinal mushroom that recently became cultivable in Japan. Following preliminary investigations, the β-glucan content of *S. crispa* was found to be extensive (up to 43.6% of the dry weight of the fruiting bodies), as measured by the enzyme method of the Japan Food Research Laboratories (Tokyo). Additionally, polysaccharide fractions were prepared from cultured *S. cripsa*, and the structure and activities of the extracts were examined. In a previous result, polysaccharide fractions of *S. crispa* mainly consisted of 6-branched β-(1→3)-D-glucan and had immunopotentiating action.[11,12] Thus, *S. crispa* was determined to be a good material for preparing β-glucan with a high yield. We also previously obtained purified β-glucan SCG from crude polysaccharide extracts of *S. crispa*, and examined its biological and pharmacologic activity. SCG exhibits not only an antitumor effect[13] but also various biological activities, enhancing the hematopoietic response in cyclophosphamide-induced leukopenic mice by intraperitoneal and

---

* Corresponding author. Tel.: +81 426 76 5561; fax: +81 426 76 5570; e-mail: ohnonao@ps.toyaku.ac.jp

oral routes over a wide range of concentrations[14–16] and the response to human peripheral blood mononuclear cells (PBMCs), and inducing the production of cytokines.[17–20] The mechanisms of these effects have also been investigated extensively. An important element required to understand the mechanism of SCG action is the structural analysis of the glucan; however, the precise structure of β-glucan, SCG, is not clear. A previous structural analysis was conducted using 1D-$^{13}$C NMR spectroscopy and methylation.[11] One-dimensional-$^{13}$C NMR spectra are often used for the structural analysis of β-glucans because of good signal dispersion compared with 1D-$^{1}$H NMR spectroscopy; however, the acquirable structural information is limited because of low sensitivity and loss of coupling information. Thus, additional analysis using 1D-$^{1}$H and both homo- and hetero-nuclear 2D-NMR is vital for accurate structural elucidation of β-glucan, SCG. It is well established that the biological effects of β-glucan depend on its primary structure, conformation, and molecular weight. Therefore, the structural characterization of SCG is important not only to promote clinical usage for cancer therapy, but also for understanding the mechanisms of its biological effects.

In the present study, we report differences in the biological effects among β-glucans and the primary structure of purified β-glucan SCG and SPG, and completely assign all protons and carbons using 1D- and 2D-NMR spectroscopy including DQF-COSY, TOCSY, NOESY, 2D-selective TOCSY-DQFCOSY, $^{13}$C-edited HSQC, HSQC-TOCSY, HMBC, and H2BC experiments.

## 2. Results and discussion

We recently showed that BMDCs potently induced various cytokines such as tumor necrosis factor-α (TNF-α), interleukin-12 (IL-12), and interferon-γ (IFN-γ) by a purified β-D-glucan, SCG. In addition, we also indicated that the production of those cytokines was completely abolished in a representative β-glucan receptor, dectin-1-knockout BMDCs, indicating that dectin-1 is required for cytokine induction in BMDCs after SCG stimulation.[21] We first compared these biological effects with SPG, which is a typical β-(1→3)-D-glucan possessing single β-(1→6)-D-glucosyl side branching units every three residues. As shown in Figure 1, the production of IL-6 and TNF-α from BMDCs was significantly increased by SCG, whereas these effects were not observed by SPG.

To clarify the reasons for these differences in the biological effects between SCG and SPG, we next examined the structure of SCG using GLC and NMR spectroscopy. Sugar composition analysis showed that the polysaccharide SCG is mainly composed of glucose with a slight amount of mannose in a molar ratio of 100:4 (data not shown). The 1D-$^{1}$H NMR spectrum of β-glucans in a mixed solvent of Me$_2$SO-$d_6$/D$_2$O (6:1) at 70 °C is shown in Figure 2. The anomeric region ($\delta_H$ 4.2–4.8 ppm) of both spectra contained four signals, three of which overlapped ($\delta_H$ 4.55 ppm). The other peak was a well-resolved doublet resonance ($\delta_H$ 4.254 ppm). The overlap of the anomeric doublets was confirmed in other NMR experiments, including a COSY experiment. The four sugar residues in SCG and SPG were arbitrarily labeled A1, A2, A3, and B, as described in Figure 2. On the basis of their observed chemical shifts, $^{3}J_{H1,H2}$ and $^{1}J_{H1,C1}$ (Table 1), all residues were assigned as β-hexapyranosyl residues. The 1D-$^{13}$C NMR spectra in Figure 3 show two signals in the anomeric region ($\delta_C$ 95–110 ppm) and are assigned to residues A1, A2, and A3 ($\delta_C$ 102.96 and 103.12 ppm) and residue B ($\delta_C$ 103.08 and 103.03 ppm), SCG and SPG, respectively, which were confirmed by cross-peaks in the $^{1}$H, $^{13}$C HSQC spectrum.

All $^{1}$H resonances in the $^{1}$H NMR spectra were assigned by means of COSY, TOCSY, and 2D-selective

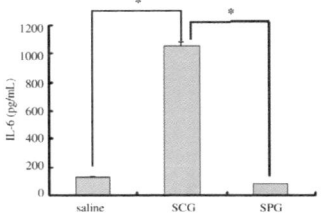 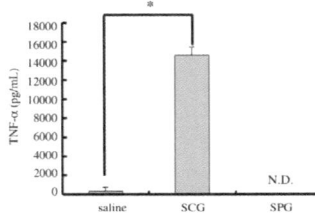

Figure 1. IL-6 and TNF-α production by BMDCs stimulated with SCG and SPG in DBA/2 mice in vitro. Bone marrow-derived dendritic cells

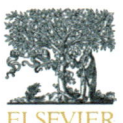
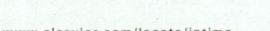
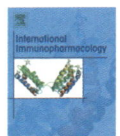

# Contribution of dectin-1 and granulocyte macrophage–colony stimulating factor (GM-CSF) to immunomodulating actions of β-glucan

Toshie Harada, Naohito Ohno*

*Laboratory for Immunopharmacology of Microbial Products, School of Pharmacy, Tokyo University of Pharmacy and Life Science, 1432-1 Horinouchi, Hachioji, Tokyo 192-0392, Japan*

Received 9 August 2007; received in revised form 30 November 2007; accepted 18 December 2007

**KEYWORDS**
β-Glucans;
Granulocyte macrophage–colony stimulating factor (GM-CSF);
Immunomodulator

### Abstract

β-Glucans are major cell wall structural components in fungi. As they are not found in animals, these carbohydrates are considered to be classic pathogen-associated molecular patterns (PAMPs), and are recognized by the innate immune system. Although their immunomodulating activities have been shown to be associated with the recognition of some fungi, and with their medicinal properties in the field of cancer immunotherapy, it is still unclear how β-glucans mediate their effects. Recent studies have started to shed some light on their cellular receptors, such as dectin-1, and their molecular mechanisms of action. We have extensively investigated the response of leukocytes to β-glucan, focusing on cytokine induction by SCG, which is a major 6-branched 1,3-β-D-glucan in *Sparassis crispa* Fr. There is a strain difference in the reactivity of mice to SCG, and DBA/1 and DBA/2 mice are highly sensitive strains. In the process of research on cytokine induction by SCG in DBA/2 mice, we found that GM-CSF plays a key biological role in this activity. Cytokine induction by SCG was completely abolished in dendritic cells from dectin-1 knockout mice. On the other hand, controlling the level of endogenous GM-CSF production and/or dectin-1 expression could regulate the reactivity to β-glucan. These results indicate that the key factors in the responsiveness to β-glucan are GM-CSF production and dectin-1 expression. In this review, we describe how the key molecules related to the expression of the immunomodulating activities of β-glucan were identified, and how the response to β-glucan is controlled.
© 2007 Elsevier B.V. All rights reserved.

## 1. Introduction

β-Glucans are major cell wall structural components in fungi and are also found in plants and some bacteria. Among β-glucans, 6-branched 1,3-β-glucan is the best characterized. These polysaccharides are a heterogeneous group of glucose

* Corresponding author. Tel./fax: +81 426 76 5561.
 *E-mail address:* ohnonao@ps.toyaku.ac.jp (N. Ohno).

polymers, consisting of a backbone of β(1→3)-linked β-D-glucopyranosyl units with β(1→6)-linked side chains of varying distribution and length. As they are not found in animals, these carbohydrates are considered to be classic pathogen-associated molecular patterns (PAMPs) [1] and are recognized by the innate immune system of vertebrates, as well as invertebrates. Some β-glucans are well-known biological response modifiers. We and others have demonstrated that the immunomodulating activity of β-glucans is mainly related to their effects on immune effector cells, such as macrophages, mononuclear cells, and neutrophils, involved in innate immunity, resulting in the production of cytokines [2,3]. The body's defense against microbial attack and against spontaneously arising malignant tumor cells comprises a dynamic orchestrated interplay of innate and acquired immune responses, and the effectors of innate immunity can activate these systems. The host defense system has receptors for β-glucans that function to recognize and eliminate fungi, such as *Pneumocystis* and *Candida*, which generally contain β-glucan in their cell walls [4]. These findings indicate that β-glucan is an important player in both host defense against fungi and cancer immunotherapy. Although the therapeutic benefits of these compounds have been demonstrated, it is still unclear how β-glucans mediate their effects.

A number of biologically active β-glucans have been prepared from various sources (Table 1). Purity, homogeneity, structural characterization, and molecular mechanism as well as their clinical application vary significantly. In some studies crude extracts from fungi and/or mushrooms have been used and described just as function of β-glucans. In addition, the unfortunately, majority of the materials have not been clinically applied and/or not clinically approved with appropriate statistics. Mushrooms, yeasts, fungi, as well as algae have been used as foods or fermentation products all over the world for thousands of years, thus, these materials may not cause serious problems for human health. Indeed, curdlan, β-glucan without side chains from Gram-negative bacteria, has been applied as an ingredient of various foods for many years. The safety of curdlan has been approved by Food and Drug Administration in the US. Lentinan from *Lentinus edodes* [5] and Sonifilan (SPG) from *Schizophyllum commune* [6] were developed in the 1980s and have been used clinically for cancer therapy in Japan. β-Glucans derived from yeasts, such as *Saccharomyces cerevisiae* and *Candida albicans*, have been prepared and used for basic as well as clinical studies. Double blind clinical trials of yeast β-glucans have been examined extensively for cancer immunotherapy, as immunopotentiators for immunocompromised patients, and for lipid lowering effects since the 1990s [7–9]. Some clinical trials (Phase I Study) using β-glucan in combination with monoclonal antibodies were performed in the Memorial Sloan-Kettering Cancer Center in patients with metastatic neuroblastoma, relapsed CD20-positive lymphoma, leukemia, or post-transplant lymphoproliferative disease. We have prepared particulate and soluble β-glucans, OX-CA and CSBG, from *Candida* and analyzed molecular mechanisms [10].

An interesting and important concept from these basic as well as clinical studies is that the activities of β-glucans are very diverse in each case, thus it has been necessary to develop our molecular understanding of these compounds. SCG is a purified soluble β-glucan from a cold NaOH extract of *Sparassis crispa*, which is an edible mushroom. SCG is 6-branched 1,3-β-glucan, with one branch approximately every third main chain unit [11]. SCG and extracts from *S. crispa* show antitumor activity in tumor bearing mice and cancer patients in combination with lymphocyte transplantation immunotherapy [12–14]. SCG enhanced the hematopoietic response in cyclophosphamide-induced leukopenic mice when administered by the intraperitoneal (i.p.) and oral (p.o.) routes over a wide range of concentrations [15,16], and the effect was augmented by combination with isoflavone aglycone [17]. SCG stimulated leukocytes to produce cytokines in preparations of human peripheral blood mononuclear cells [18] and splenocytes from mice [19]. These results show that SCG could enhance immune responses *in vivo* and *in vitro*. The field of glucan research has been confounded by the presence of endotoxin in glucan preparations. Endotoxin was not detected in SCG by determination using endospecy (<30 pg/mg) [14], so SCG has also been used as purified soluble β-glucan in investigations on cellular receptors and molecular mechanisms [20,21].

In the process of research on the cytokine induction of SCG, we found that GM-CSF and dectin-1 play key biological

**Table 1** Chemical diversity of glucans

| Glucan | Source | Main components |
|---|---|---|
| Lentinan | *Lentinus edodes* | 6-branched 1,3-β-glucan |
| Sonifilan (SPG) | *Schizophyllum commune* | Soluble 6-branched 1,3-β-glucan, having one branch chain every third main chain unit |
| Grifolan (GRN) | *Grifola frondosa* | 6-branched 1,3-β-glucan, having one branch chain every third main chain unit |
| Zymosan | *Saccharomyces cerevisiae* | Crude cell wall extract containing 1,3-β-glucan, 1,6-β-glucan, mannan, and chitin |
| Yeast whole β-glucan particule (WPG) | *Saccharomyces cerevisiae* | Crude preparation 6-branched 1,3-β-glucan |
| SSG | *Sclerotinia sclerotiorum* | 6-branched 1,3-β-glucan, having one branch chain every second main chain unit |
| Curdlan | *Alcaligenes faecalis* | Linar |
| Laminarin | *Laminoria digitata* | 1,3-β-glucan, 1,6-β-glucan |
| Paramylon | *Euglena gracilis* | 1,3-β-glucan |
| OX-CA | *Candida albicans* | Particle 1,3-β-glucan with long 1,6-β-glucan segments |
| CSBG | *Candida albicans* | Soluble 1,3-β-glucan with long 1,6-β-glucan segments |
| SCG | *Sparassis crispa* | Soluble 6-branched 1,3-β-glucan, having one branch chain every third main chain unit |

**꽃송이버섯에 대한 일본 암학회 등 발표 및 약학회지 게재 논문**

○ 1999년 3월 : 제119회 일본약학회
- 꽃송이버섯 유래 항종양 베타글루칸의 구조와 활성 (동경약과대학 宿前利郎 교수)

○ 1999년 8월 : 제10회 유럽당학회(아일랜드)
- 꽃송이버섯 유래의 베타1,3글루칸의 항종양효과 (동경약과대학 宿前利郎 교수)

○ 1999년10월 : 제2회 대체의학학회
- 베타1,3글루칸의 경구투여 효과 (동경약과대학 宿前利郎 교수)

○ 2000년 3월 : 제120회 일본약학회
- 꽃송이버섯 유래의 베타글루칸의 조혈기능 촉진작용 (동경약과대학 宿前利郎 교수)

○ 2000년 7월 : Biol.Pharm.Bull.(일본약학회지 2000 영문판 Bol.23 No.7 866-872p)
- Antitumor $\beta$1,3Glucan from Cultured Fruit Body of Sparassis crispa

○ 2000년10월 : 제3회 일본보완・대체의료학회
- 꽃송이버섯 유래의 베타글루칸인 SCG의 백혈구감소증 모델에서의 효과

○ 2001년 3월 : 제121회 일본약학회
- 꽃송이버섯 유래 베타글루칸의 조혈촉진 효과에 있어서 사이토카인의 관여

○ 2001년 9월 : 세계약용버섯학회(우크라이나)
- 인공재배 꽃송이버섯 자실체 유래의 베타-1,3-Glucan의 항종양성

○ 2001년10월 : 제4회 일본보완・대체의료학회
- 꽃송이버섯 유래의 베타-글루칸인 SCG의 사람 말소혈 백혈구 활성화작용

○ 2002년 1월 : International Journal of Medicinal Mushrooms Bol.4
- Antitumor Activity and Hematopoietic Response of a $\beta$-Glucan Extracted from an Edible and Medical Mushrooms Sparassis crispa

○ 2002년 7월 : Biol.Pharm.Bull.(일본약학회지 2002년 영문판 Bol.23 No.7 931-939p)
- Effect of SCG, 1,3 $\beta$ D-Glukan from Sparassis crispa on th Hematopoietic Response in Cyclophosphamide Induced Leukopenic Mice

○ 2002년10월 : 제61회 일본암학회총회
- 꽃송이버섯의 백혈구 활성화 작용과 이입면역 요법의 강화작용
- 꽃송이버섯 유래의 가용성 베타-glucan SCG의 in vitro에 있어서의 IFN-$\gamma$ 산성증강 작용의 검토

○ 2003년 9월 : 제62회 일본암학회총회(9/26 암면역의 기초와 임상파트 자연면역부문)
- Sparassis crispa 유래의 可溶性 $\beta$-glucan SCG의 骨髓由來 樹狀細胞 成熟化作用
- 原田敏江, 安達禎之, 大野尙仁(東京藥大), 中島三博(미나헬스), 宿前利郎(三寶製藥)